全国医药中等职业教育药学类"十四五"规划教材（第三轮）

供药学类、药品制造类、食品药品管理类等专业使用

职业健康与安全

主　编　张一帆

副主编　钱惠菊　严丽华

编　者　（以姓氏笔画为序）

刘　平（山东药品食品职业学院）

刘　凯（山东新华制药股份有限公司）

严丽华（上海市医药学校）

陈　征（江西省医药学校）

张一帆（山东药品食品职业学院）

张志军（山东药品食品职业学院）

钱惠菊（江苏省常州技师学院）

臧俊娜（淄博技师职业学院）

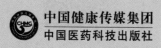
中国健康传媒集团

中国医药科技出版社

内容提要

本书是"全国医药中等职业教育药学类'十四五'规划教材（第三轮）"之一，是根据职业健康与安全课程教学大纲的基本要求和特点编写而成。全书涵盖理论知识和实训技能两大部分，理论知识部分包括7个项目，分别是职业健康与安全基础，防火防爆安全知识，电气安全与工业防毒，危险化学品、特种设备和特殊作业的安全管理，制药单元操作安全技术，实验室安全管理和认识职业危害保障职业健康。实训内容侧重安全基础设施设备的使用和应急救护技能的综合训练。教材内容紧跟职教改革要求和最新行业标准，编写设计上穿插了"实例分析""请你想一想""你知道吗""实训""目标检测"等，旨在调动学生学习兴趣，拓展章节知识，紧扣学生顶岗实习所需，满足校企合作要求。本教材为书网融合教材，即纸质教材有机融合电子教材、教学配套资源（PPT、微课、视频、图片等）、题库系统、数字化教学服务（在线教学、在线作业、在线考试），使教学资源更加多样化、立体化。

本书可供中等职业教育药学类、药品制造类、食品药品管理类等专业使用，同时也能满足企业职工培训需求。

图书在版编目（CIP）数据

职业健康与安全/张一帆主编 . —北京：中国医药科技出版社，2020.12

全国医药中等职业教育药学类"十四五"规划教材 . 第三轮

ISBN 978 – 7 –5214 –2162 –0

Ⅰ.①职… Ⅱ.①张… Ⅲ.①劳动卫生 – 中等专业学校 – 教材 ②劳动安全 – 中等专业学校 – 教材 Ⅳ.①R13 ②X92

中国版本图书馆 CIP 数据核字（2020）第 234923 号

美术编辑　陈君杞

版式设计　友全图文

出版　**中国健康传媒集团** | 中国医药科技出版社

地址　北京市海淀区文慧园北路甲 22 号

邮编　100082

电话　发行：010 – 62227427　邮购：010 – 62236938

网址　www.cmstp.com

规格　787mm×1092mm $^1/_{16}$

印张　10 $^1/_2$

字数　196 千字

版次　2020 年 12 月第 1 版

印次　2022 年 8 月第 2 次印刷

印刷　三河市航远印刷有限公司

经销　全国各地新华书店

书号　SBN 978 – 7 –5214 –2162 –0

定价　39.00 元

获取新书信息、投稿、为图书纠错，请扫码联系我们。

出版说明

2011 年，中国医药科技出版社根据教育部《中等职业教育改革创新行动计划（2010—2012 年）》精神，组织编写出版了"全国医药中等职业教育药学类专业规划教材"；2016 年，根据教育部 2014 年颁发的《中等职业学校专业教学标准（试行）》等文件精神，修订出版了第二轮规划教材"全国医药中等职业教育药学类'十三五'规划教材"，受到广大医药卫生类中等职业院校师生的欢迎。为了进一步提升教材质量，紧跟职教改革形势，根据教育部颁发的《国家职业教育改革实施方案》（国发〔2019〕4 号）、《中等职业学校专业教学标准（试行）》（教职成厅函〔2014〕48 号）精神，中国医药科技出版社有限公司经过广泛征求各有关院校及专家的意见，于 2020 年 3 月正式启动了第三轮教材的编写工作。在教育部、国家药品监督管理局的领导和指导下，在本套教材建设指导委员会专家的指导和顶层设计下，中国医药科技出版社有限公司组织全国 60 余所院校 300 余名教学经验丰富的专家、教师精心编撰了"全国医药中等职业教育药学类'十四五'规划教材（第三轮）"，该套教材付梓出版。

本套教材共计 42 种，全部配套"医药大学堂"在线学习平台。主要供全国医药卫生中等职业院校药学类专业教学使用，也可供医药卫生行业从业人员继续教育和培训使用。

本套教材定位清晰，特点鲜明，主要体现如下几个方面。

1. 立足教改，适应发展

为了适应职业教育教学改革需要，教材注重以真实生产项目、典型工作任务为载体组织教学单元。遵循职业教育规律和技术技能型人才成长规律，体现中职药学人才培养的特点，着力提高药学类专业学生的实践操作能力。以学生的全面素质培养和产业对人才的要求为教学目标，按职业教育"需求驱动"型课程建构的过程，进行任务分析。坚持理论知识"必需、够用"为度。强调教材的针对性、实用性、条理性和先进性，既注重对学生基本技能的培养，又适当拓展知识面，实现职业教育与终身学习的对接，为学生后续发展奠定必要的基础。

2. 强化技能，对接岗位

教材要体现中等职业教育的属性，使学生掌握一定的技能以适应岗位的需要，具有一定的理论知识基础和可持续发展的能力。理论知识把握有度，既要给学生学习和掌握技能奠定必要的、足够的理论基础，也不要过分强调理论知识的系统性和完整性；

注重技能结合理论知识，建设理论－实践一体化教材。

3. 优化模块，易教易学

设计生动、活泼的教学模块，在保持教材主体框架的基础上，通过模块设计增加教材的信息量和可读性、趣味性。例如通过引入实际案例以及岗位情景模拟，使教材内容更贴近岗位，让学生了解实际岗位的知识与技能要求，做到学以致用；"请你想一想"模块，便于师生教学的互动；"你知道吗"模块适当介绍新技术、新设备以及科技发展新趋势、行业职业资格考试与现代职业发展相关知识，为学生后续发展奠定必要的基础。

4. 产教融合，优化团队

现代职业教育倡导职业性、实践性和开放性，职业教育必须校企合作、工学结合、学作融合。专业技能课教材，鼓励吸纳 1～2 位具有丰富实践经验的企业人员参与编写，确保工作岗位上的先进技术和实际应用融入教材内容，更加体现职业教育的职业性、实践性和开放性。

5. 多媒融合，数字增值

为适应现代化教学模式需要，本套教材搭载"医药大学堂"在线学习平台，配套以纸质教材为基础的多样化数字教学资源（如课程 PPT、习题库、微课等），使教材内容更加生动化、形象化、立体化。此外，平台尚有数据分析、教学诊断等功能，可为教学研究与管理提供技术和数据支撑。

编写出版本套高质量教材，得到了全国各相关院校领导与编者的大力支持，在此一并表示衷心感谢。出版发行本套教材，希望得到广大师生的欢迎，并在教学中积极使用和提出宝贵意见，以便修订完善，共同打造精品教材，为促进我国中等职业教育医药类专业教学改革和人才培养作出积极贡献。

全国医药中等职业教育药学类"十四五"规划教材（第三轮）

———○ 建设指导委员会名单 ○———

苏兰宜	江西省医药学校	杨永庆	天水市卫生学校
李　芳	珠海市卫生学校	李应军	四川省食品药品学校
李桂兰	江西省医药学校	李桂荣	山东药品食品职业学院
李承革	四川省食品药品学校	何　红	江西省医药学校
张　玲	山东药品食品职业学院	张一帆	山东药品食品职业学院
张小明	四川省食品药品学校	陈　静	江西省医药学校
林　勇	江西省医药学校	林　楠	上海市医药学校
欧阳小青	广东省食品药品职业技术学校	欧绍淑	广东省湛江卫生学校
尚金燕	山东药品食品职业学院	罗　翀	湖南食品药品职业学院
罗玲英	江西省医药学校	周　容	四川省食品药品学校
郑小吉	广东省江门中医药学校	柯宇新	广东省食品药品职业技术学校
赵　磊	四川省食品药品学校	赵珍东	广东省食品药品职业技术学校
秦胜红	四川省食品药品学校	贾效彬	亳州中药科技学校
夏玉玲	四川省食品药品学校	高　娟	山东药品食品职业学院
高丽丽	江西省医药学校	郭常文	四川省食品药品学校
黄　瀚	湖南食品药品职业学院	常光萍	上海市医药学校
崔　艳	上海市医药学校	董树裔	上海市医药学校
鲍　娜	湖南食品药品职业学院		

全国医药中等职业教育药学类"十四五"规划教材（第三轮）

——○ 评审委员会名单 ○——

数字化教材编委会

主　编　张一帆

副主编　钱惠菊　严丽华

编　者　（以姓氏笔画为序）

　　　　刘　平（山东药品食品职业学院）

　　　　刘　凯（山东新华制药股份有限公司）

　　　　严丽华（上海市医药学校）

　　　　陈　征（江西省医药学校）

　　　　张一帆（山东药品食品职业学院）

　　　　张志军（山东药品食品职业学院）

　　　　钱惠菊（江苏省常州技师学院）

　　　　臧俊娜（淄博技师职业学院）

本教材按照全国医药中等职业教育药学类"十四五"规划教材建设方案要求，紧跟校企合作教学人才培养模式的改革形势，结合中等职业教育药学类专业特点和医药行业对从业人员的知识、技能结构需要，以能力为基础，以学生为中心，基于工作过程设计课程内容，同时吸收药学类职业教育安全生产教学改革的最新成果编写而成。

根据行业对员工在职场中的安全与健康要求，教材内容紧密联系医药行业生产实际，分为七个项目：职业健康与安全基础，防火防爆安全知识，电气安全与工业防毒，危险化学品、特种设备和特殊作业的安全管理，制药单元操作安全技术，实验室安全管理和认识职业危害保障职业健康。在内容编写设计方面，开设了"学习目标""实例分析""请你想一想""你知道吗""实训""目标检测"等模块，旨在增强课堂互动，拓展学生视野，使教学内容生动、有趣，激发和提高学生的学习兴趣。在内容的选取和编排上努力提高教材的"思想性、科学性、启发性、先进性和实用性"。

本教材内容体现以下特点。

1. 立足教改，对接职业健康新标准和安全新规范，适应企业岗位实际需求，采取项目引领，任务驱动形式，对相关内容进行了模块整合，增强了教材的可读性。

2. 产教融合，优化团队，注重校企合作，共同开发教材。大量引入制药企业安全生产实例，安全管理使用的材料，对内容进行精心安排，尽量做到内容准确全面，深入浅出。

3. 强化技能，对接岗位、学教和社会需要。以必需、够用为宗旨，减少了纯理论性的内容，增加了实践操作技能，突出职业技能特点，选用基本安全设施设备使用训练和应急救护综合技能训练，以满足学生后续专业知识学习和顶岗实习的需要。

4. 本教材为书网融合教材，即纸质教材有机融合电子教材、教学配套资源（PPT、微课、视频、图片等）、题库系统、数字化教学服务（在线教学、在线作业、在线考试），使教学资源更加多样化、立体化。

本书由张一帆担任主编，钱惠菊、严丽华担任副主编，全书共七个项目，具体分工如下（按项目顺序排列）：张一帆负责组织起草整体大纲和知识条目，具体编写项目一和项目五；臧俊娜负责编写项目二；陈征负责编写项目三；刘凯负责编写项目四；刘平和张志军负责图片和资料收集；钱惠菊负责编写项目六和实训一至实训三，严丽华负责编写项目七和实训四至实训六。

本教材在编写过程中，参考了大量的文献资料，并得到了各位编者及相关院校领导与专家的大力支持与帮助，在此一并表示衷心的感谢。由于编写时间、编者水平所限，书中疏漏与不足之处，恳请广大读者批评指正。

编　者

2020 年 10 月

目录

1. 掌握职业健康与安全的有关概念；职业性危害因素的来源与分类；安全标识与防护用品的使用；从业人员的权利与义务。

2. 熟悉医药行业的生产特点，常见职业性危害因素的控制方法。

1. 掌握火灾与爆炸的基础知识，防火防爆的安全控制措施。

2. 熟悉灭火的原理与火灾扑救方法。

1. 掌握安全用电须知；防雷、防静电的基础知识；毒物进入人体的途径。

2. 熟悉电气火灾事故的预防措施；工业防毒基本措施。

1. 掌握危险化学品的分类；压力容器的分类与使用要求；常见特殊作业种类及分级。

2. 熟悉危险化学品的贮存与使用；压力容器的主要附件与安全操作；常见特殊作业安全措施。

1. 掌握原料药常见的反应类型；制剂生产中的安全控制要求；中药生产过程的安全风险评估及控制技术。

2. 熟悉原料药、制剂、中药的生产流程及不同工序的安全管理要求。

1. 掌握易制毒、剧毒化学品的基本知识；不同实验室的安全管理规定以及实验室的安全标识、防护用品的使用。

2. 熟悉理化实验室安全操作规程；仪器设备维护保养的内容和要求以及实验室生物安全的基本知识。

1. 掌握常见职业病的危害；工伤保险的有关规定、职业心理健康的影响因素。

2. 熟悉常见职业病的预防措施；职业病的类别。

项目一　职业健康与安全基础

学习目标

知识要求

1. **掌握**　职业健康与安全的有关概念；职业性危害因素的来源与分类；安全标识与防护用品的使用；从业人员的权利与义务。

2. **熟悉**　医药行业的生产特点，常见职业性危害因素的控制方法。

3. **了解**　我国安全生产的现状、职业健康形势及我国的安全立法情况。

能力要求

1. 会分析事故发生的原因与结果。

2. 会识别工作场所的安全标识和警示语；会正确穿戴防护用品。

3. 会确认工作场所的职业性危害因素，会自我防护。

安全与健康是人类生存与发展的永恒主题。落实大卫生、大健康理念，践行"安全第一，预防为主，综合治理"的安全生产方针是认真贯彻党中央、国务院决策部署，推动健康中国行动的具体体现。提升全民健康素质，加强劳动保护，保障劳动者在生产中的安全与健康是我国的一项基本国策。

药品生产中涉及的原料、辅料大多具有易燃、易爆、有腐蚀、有毒性等特点，生产过程也会伴随着电气、机械、高温、辐射和微生物等职业危险因素。识别并防护工作场所中常见的职业性危害因素，自觉遵守安全生产操作规程，拒绝违章作业，提升安全意识，保障安全生产。

任务一　职业健康与安全概述

🅔微课1

PPT

实例分析

实例　20世纪初，英国白星海运公司建造了当时世界最大最豪华的一艘客船——泰坦尼克号。船长269米，最大宽度为28米，舵重超过100吨。被称为"永不沉没的梦幻客轮"。然而满载2208名乘客和船员的泰坦尼克号在它的处女航中沉没了，只有705人获救，成为20世纪最大海难！

分析　泰坦尼克号为什么会沉没？

第一，建造完成之时，人们认为它"永不沉没"。

第二，在航行中，只追求速度，忽略了风险。

第三，忽视危险存在，成为事故发生的潜在安全隐患。

号称"永不沉没"的泰坦尼克号，用1500多名乘客和船员的生命作为代价告诉我们一个道理：意识不到危险是最大的危险。

一、基本概念

1. 安全 是指人们对生产、生活中是否可能遭受健康损害和人身伤亡的一种综合认识。

在古代汉语中没有"安全"一词，而是用"安"字表达着现代汉语中"安全"的意义，例如"是故君子安而不忘危，存而不忘亡，治而不忘乱，是以身安而国家可保也。"泛指没有危险、不出事故的状态。《周易·易传》中说："无危则安，无缺则全"；安全的英文形式为safety，指健康和平安；《韦氏大词典》将安全定义为："没有伤害、损伤或危险，不遭受危害或损害的威胁，或免除了危害、伤害或损失的威胁。"

我国安全生产的目的是保护劳动者在生产过程中的安全，最大限度地减少劳动者的工伤和职业病。

请你想一想

"无危则安，无缺则全"中的"危"是指危险感或危险的状态还是指危险的事物？

2. 事故隐患 是指可导致事故发生的物的危险状态、人的不安全行为及管理上的缺陷。事故隐患是引发安全事故的直接原因。

你知道吗

引发事故的原因

事故发生的原因有直接原因和间接原因两种。其中直接原因主要包括人为的原因和物的原因。间接原因是通过直接原因发生作用而造成的，比如教育的原因、管理的原因、身体的原因等。也可以把引发事故的原因归纳为：人的因素、物的因素和管理的缺陷。

1. 人的因素 是指由人的不安全行为引起的原因。常见的有违章指挥、违章操作、违反劳动纪律三个方面，简称"三违"。

常见的有忽视安全，忽视警告、操作错误；人为造成安全装置失效；使用不安全设备；用手代替工具操作；物体存放不当；冒险进入危险场所；攀坐不安全位置；有干扰和分散注意力的行为、忽视个体劳动防护用品；用具的使用或未能正确使用；不安全装束；对易燃、易爆等危险物品的接触和处理错误等。

2. 物的因素 是指由于机械设备、工具、环境等有缺陷所引起的事故。

（1）防护、保险、信号等装置缺乏或有缺陷；

（2）无防护装置、无保险装置、无报警装置、无安全标志、无护栏、绝缘不良、防护装置调整不当等；

（3）设备、设施、工具、附件有缺陷；

（4）制动装置有缺欠、安全间距不够、工件有毛刺、机械强度不够、绝缘强度不够等；

（5）劳动防护用品、用具缺乏或有缺陷；

（6）无个人防护用品、用具；所用的防护用品、用具不符合安全要求；

（7）设备在非正常状态下运行；

（8）设备带"病"运转、超负荷运转、设备失修、保养不当、设备失灵。

3. 管理的因素 管理上存在缺陷。比如技术和设计上缺陷；安全生产教育培训不够；人员安排不当、劳动组织不合理；对现场工作缺乏检查或指导错误；没有安全生产管理规章制度和安全操作规程或者制度不健全；没有事故防范和应急措施，或者不健全；对事故隐患整改不力，经费不落实等。

3. 未遂事故 是指未发生健康损害、人身伤亡、重大财产损失与环境破坏的事故。

4. 事故 多指生产工作上发生的人员死亡、伤害、职业病、财产损失或者其他损失的意外事件。

根据生产安全事故造成的人员伤亡或者直接经济损失，事故分为特别重大事故、重大事故、较大事故和一般事故 4 个等级（表 1-1）。

表 1-1　事故等级分类

事故等级	定义
特别重大事故	造成 30 人（包括 30 人）以上死亡，或者 100 人以上重伤（包括急性工业中毒），或者 1 亿元以上直接经济损失的事故
重大事故	造成 10 人以上 30 人以下死亡，或者 50 人以上 100 人以下重伤，或者 5000 万元以上 1 亿元以下直接经济损失的事故
较大事故	造成 3 人以上 10 人以下死亡，或者 10 人以上 50 人以下重伤，或者 1000 万元以上 5000 万元以下直接经济损失的事故
一般事故	造成 3 人以下死亡，或者 10 人以下重伤，或者 1000 万元以下直接经济损失的事故

5. 事故金字塔理论——海因里希法则 事故金字塔是由美国著名安全工程师海因里希提出的 1∶29∶30 法则（图 1-1）。用在企业的安全管理上，意思是在 1 次重大事故背后必有 29 次"轻伤"事故，还有 300 次潜在的事故隐患如大量的不安全行为和不安全状态存在。

6. 危险 安全是相对的，危险是绝对的。危险是指可能造成人员伤亡、疾病、财产损失、工作环境破坏的根源或状态。

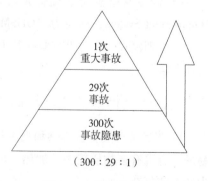

（300∶29∶1）

图 1-1　海因里希法则

7. 危险源 是指危险的根源，是可能导致人员伤亡或物质损失事故的、潜在的不安全因素。

　　危险源可以是物或人。根据危险源在事故发展中的作用，分为第一类危险源和第二类危险源（表1-2）。

表1-2　危险源分类及其在事故发展中的作用

分类	概念	作用
第一类危险源	是指生产过程中存在的，可能发生意外释放的能量或危险物质。包括各种能量源，能量载体以及危害物质	它决定事故后果的严重程度。它具有的能量越多，发生事故后果越严重。如飞速的车辆、转动的机械部件、燃烧的乙醇等
第二类危险源	是指造成约束、限制能量措施失效或破坏的各种因素。包括人的失误、物的故障、环境的不良以及管理缺陷等因素	它决定事故发生的可能性大小。它的出现越频繁，发生事故的可能性就越大

　　8. 危险源辨识　是指识别危险源的存在并确定其特性的过程。

你知道吗

重大危险源辨识的依据

　　控制重大危险源是企业安全管理的重点。重大危险源的辨识依据是物质的危险特性及其数量。

　　一般重大危险源分两大类，即危险化学品和危险场所设施，主要参照《GB18218 - 2018 危险化学品重大危险源辨识》和《关于开展重大危险源监督管理工作的指导意见》文件规定进行辨识。控制重大危险源的目的，不仅仅是预防重大事故的发生，而且是要做到一旦发生事故，能够将事故限制到最低程度，或者说能够控制到人们可接受的程度。

　　9. 职业健康　是指对工作场所内产生或存在的职业性有害因素及其健康损害进行识别、评估、预测和控制的一门科学，其目的是预防和保护劳动者免受职业性有害因素所致的健康影响和危险。

　　10. 职业健康安全管理体系　职业健康安全管理体系（Occupation Health Safety Management System，简写为"OHSMS"）是 20 世纪 80 年代后期在国际上兴起的现代安全生产管理模式，它与 ISO9000 和 ISO14000 等标准体系一并被称为"后工业化时代的管理方法"。

二、医药行业的生产特点

　　1. 药品生产具有多样性和复杂性　医药行业属于精细企业领域，生产上涉及易燃易爆、有毒有害物质较多，加热、传热、加压、真空，压力容器使用等危险操作普遍，生产工艺复杂。

　　2. 原料大多具有易燃、易爆、腐蚀性的特点　我国是制药生产大国，生产所涉及的原料大多属于危险化学品，种类繁多，生产和贮存、运输都有特殊的要求。如若管理失控将会导致火灾、爆炸和中毒等事故，造成人员伤亡和财产损失，影响社会稳定秩序。

3. 工艺技术复杂，过程控制危险因素多　制药单元操作种类多，工艺和参数控制复杂。有些工艺反应条件苛刻，需要高温、高压，有的需要深冷、高真空，有的需要蒸发与蒸馏。

4. 劳动密集，生产规模大，事故难控制　近年来，企业职工新老更替频繁，新工人虽然经过培训，但是正确的安全工作理念还没有完全入脑入心，违反安全规章制度的事情时有发生。在高度自动化、连续化生产，大规模大装置的生产、检修过程中容易发生机械伤害、车辆伤害、高空坠落、触电等人身事故。

你知道吗

我国职业病防治工作面临的形势

我国法定职业病有 10 大类 132 种，累计报告职业病 95 万余例。其中，数量最多的是尘肺，约占 85%；其次是耳鼻喉口腔疾病，占 6%，主要集中在制造业和采矿业；再就是职业性化学中毒，占 3.8%，主要在企业、家具制造、皮革等行业。有专家反映，由于监测范围小、诊断率低等原因，实际上我国职业病患病人数要较大幅度高于报告人数。

三、安全生产责任制与安全管理对策

安全生产责任制是企业最基本的安全管理制度，它根据我国安全生产的法律法规和企业生产实际，将各级领导、职能部门、工程技术人员、岗位操作人员在安全生产方面应做的事及应负的责任加以明确规定的一种制度。

1. 安全生产责任制的作用

（1）明确了单位主要负责人、其他负责人及各有关部门和员工在经营活动中各自应负的责任。

（2）在各部门及员工之间，建立一种分工明确、运行有效、责任落实的制度，有利于把安全工作落实到实处。

（3）安全生产责任制是生产经营单位各项安全生产规章制度的核心，是安全生产方针的具体体现，其实质是"安全生产，人人有责"。

2. 从业人员的安全生产职责

（1）自觉遵守安全生产规章制度和劳动纪律，不违章作业，并随时制止他人违章作业。

（2）遵守有关设备维修保养制度的规定。

（3）爱护和正确使用机器设备、工具，正确佩戴防护用品。

（4）关心安全生产情况，向有关领导或部门提出合理化建议。

（5）发现事故隐患和不安全因素要及时向组长或有关部门汇报。

3. 安全管理对策　保障安全生产、防范安全事故、保障职业卫生健康是提高安全管理水平的三大对策，简称"三 E"对策，即安全技术对策（engineering）、安全教育对策（education）和安全管理对策（enforcement）。

"三 E"对策认为要确保安全生产和防止人为差错必须从上述三个方面采取综合措施。不仅如此它还认为：不经常进行安全教育或培训，本身也是一种不安全的隐患。这种观点与美国心理学家马斯洛提出的人的安全需求是仅次于生理需要的五大需要之一的认识是一致的。

请你想一想

　　制药企业最基本的安全管理制度是什么？为什么说它是落实我国安全生产方针的具体体现？

任务二　职业性危害因素识别

PPT

实例分析

实例　2019 年，某制药企业一个车间的精制罐，液碱管路堵塞，三名岗位人员踩梯子卸除管道法兰。期间，有一名甲职工路过检修现场。梯子上的维修人员喊扶梯子的人要下去时，甲职工误认为在喊他，便抬头向上看，正好一滴碱液滴入左眼内，造成眼部灼伤！

分析　职工受伤原因。

第一，未经允许非检修人员不准进入检修现场。

第二，进入检修现场人员应该佩戴安全帽、防护面具或防毒口罩。

第三，没有确认工作现场的危险种类，忽视碱液的危害，没有采取正确的控制措施。

一、职业性有害因素的来源与分类

职业性有害因素（occupational hazards）又称职业病危害因素，是指在生产过程中、劳动过程中、作业环境中产生或存在的，对职业人群的健康、安全和作业能力可能造成不良影响的一切要素或条件的总称。

按其来源，职业性有害因素可以分为以下三类。

1. 生产工艺过程中产生的有害因素　来源于原料、中间产物、产品、工业毒物、粉尘等化学因素，如铅、汞、苯、氯、一氧化碳、硫化氢、二氧化硫以及各种金属粉尘、水泥尘、纤维尘等。来自于机器设备的噪声、振动、高温、电离辐射及非电离辐射等物理因素。还有与污染性有关的致病性微生物传染病媒介物、致害动物如毒蛇，致害植物如郁金香等生物因素，均与生产过程有关。

2. 劳动过程中的有害因素　比如作业时间过长、作业强度过大、劳动制度与劳动组织不合理、长时间个别器官和系统的过度紧张（如视力紧张、长时间不良体位）、使用不合理工具等，均可造成对劳动者健康的损害。

3. 生产环境中的有害因素　主要是指与一般环境因素有关如露天作业的不良气象条件如炎热季节太阳辐射，厂房狭小、车间位置不合理、照明不良、换气不足等。

按照有害因素性质可以分为五类。化学性有害因素、物理性有害因素、生物性有害因素、人类功效学因素、社会心理因素（表1-3）。

表1-3　职业性有害因素与职业损伤

类型	职业性有害因素	职业性损伤
化学性	有毒化学物	中毒
	粉尘、烟草、食品添加剂	呼吸系统（尘肺、慢性阻塞性肺炎、哮喘、外源性肺炎）
物理性	非电离辐射	眼病、神经衰弱
	电离辐射	放射病、肿瘤
	噪声	耳聋
	振动	振动病（白指）
生物性	微生物、寄生虫、携带病原微生物的动物	感染
人类工效学因素	手工操作、搬举重物	腰背痛
	长时间一个体位反复操作	颈肩病患
	无防护设施	工伤
社会心理因素	精神紧张	工伤、心身疾病
	倒班劳动	心身疾病
	人际关系	心身疾病

二、职业性危害因素辨识、评价与控制

依据《中华人民共和国安全生产法》的规定，生产经营单位与从业人员订立的劳动合同，应当载明有关保障从业人员劳动安全和职业危害的事项。这就要求我们必须辨识日常工作的职业性危害因素；评价其风险，并采取控制措施，才能有效减少安全事故发生。

1. 辨识职业性危害因素的方法　首先划分各岗位的作业活动，包括正常、非正常和紧急状况下的一切活动。根据国家《职业病分类和目录》中列出的职业病名称找到危害事件，内容应覆盖所有部门、区域；然后从人、机、料、法、环五个方面进行隐患辨识，辨识与业务活动有关的所有危害，考虑谁会受到伤害及如何受到伤害，提出危害因素；最后对辨识出的危害因素，结合现有的技能、控制措施和应急预案，编制岗位活动表进行 LECD 职业活动危害因素评价，判断风险等级，做出风险控制策划。其中 L 指事故发生概率、E 指人员暴露频度、C 指后果严重程度、D 指风险等级（表1-4）。

表1-4　焊接岗位的职业活动危害因素

序号	岗位	活动	危害事件	危害因素			现状			L	E	C	D= L·E·C	风险等级	风险控制策划	备注
				物	人	环境	技能	控制	应急							
1	C27	焊接操作	机械伤害-焊枪电极夹伤手		将手放在焊枪挤压点内	开关被误触发	焊枪挤压点知识培训	焊枪增加防误触发装置	医疗急救预案	0.5	10	7	35	低风险	现状控制	
2	C27	焊接操作	灼烫-火花飞溅灼伤眼睛、皮肤	焊接飞溅				防护眼镜、牛仔工作衣、裤	医疗急救预案	1	10	3	30	低风险	现状控制	
3	C27	焊接操作	触电	电缆磨损				全过程管理	医疗急救预案	0.2	6	15	18	轻度风险	现状控制	
4	C27	焊接操作	火灾	焊接飞溅		有可燃物		垃圾桶加盖	消防应急预案	1	10	3	30	低风险	现状控制	

2. 制药企业中常见的职业性危害因素

（1）噪声　生产过程中遇到的噪声主要分为空气动力噪声、机械噪声和电磁噪声。噪声引起的职业病主要是噪声聋。

（2）振动　手臂局部振动可引起局部振动病。

（3）电磁辐射　包括非电离辐射和电离辐射。非电离辐射如高频作业、微波作业红外线，紫外线，激光等。电离辐射主要是接触人工放射性核素、X线机等。辐射引起的职业病是放射性病。

（4）异常气象条件下的作业　包括空气温度、湿度、风速、辐射热、气压等。异常气象条件引起的职业病主要有中暑、减压病（主要发生在潜水作业后）、高原病（发生于高原低氧环境）。

（5）粉尘　包括机械加工、粉碎过程所形成的尘粒；物质加热时产生的蒸气在空气中凝结成的小颗粒或烟尘；有机物质不完全燃烧，形成的微粒直径在 $0.5\mu m$ 以下的烟以及生产上混合、过筛、包装、搬运等操作粉末状物质时产生的大量粉尘。

粉尘可以引起全身中毒性、局部刺激性、变态反应性、光感应性、感染性致癌性疾病以及尘肺，以尘肺最为严重。

（6）职业性致癌物　与职业有关的、能引起恶性肿瘤的有害因素，如已被卫生组织确认的致癌物有炼焦油、芳香胺、石棉、铬、芥子气、氯甲醚、氯乙烯、放射性物质等。

你知道吗

职业禁忌

职业禁忌是指劳动者从事特定职业或者接触特定职业病危害因素时，比一般职业人群更易于遭受职业病危害和罹患职业病，或者可能导致原有自身疾病病情加重，或者在从事作业过程中诱发可能导致对他人生命健康构成危险的疾病的个人特殊生理或者病理状态。

苯主要损害血液系统，中毒患者容易出血或出血不止，严重者还可以罹患白血病，因此，血常规检查结果低于接触苯限值标准参考值的人就不宜从事有苯系物作业。

患有活动性肺结核、慢性呼吸系统疾病的人接触粉尘时，就容易导致原有肺部疾病加重，吸入的粉尘也难以排出，容易罹患尘肺，所以患有这些疾病的人不宜从事粉尘作业。

粉尘作业的职业禁忌证有活动性肺结核病、慢性阻塞性肺病、慢性间质性肺病、伴肺功能损害的疾病等，患有以上疾病的人不宜从事接触粉尘的作业。

铅可通过抑制血红蛋白合成过程中的一些巯基酶导致贫血，故各类型贫血病患者不宜从事铅作业。

3. 职业性危害因素的评价与控制　职业性危害因素的评价主要是做好建设项目的职业危害预评价与控制效果评价。对于存在职业危害的生产经营单位（煤矿除外）应当委托具有相应资质的中介技术服务构，每年至少进行一次职业危害因素检测，并对现场检测的因素进行测定分析。秉承严肃性、严谨性、公正性和可行性原则，做好职业卫生检查和控制效果评价。对于建设项目运行中的现状评价的主要内容是对作业人员职业危害接触情况、职业危害似控制的工程控制情况、职业卫生管理等进行评价。

你知道吗

安全生产三同时制度

根据我国《环境保护法》第四十一条规定："建设项目中防治污染的设施，应当与主体工程同时设计、同时施工、同时投产使用。防治污染的设施应当符合经批准的环境影响评价文件的要求，不得擅自拆除或者闲置。"

根据2021版《中华人民共和国安全生产法》第三十一条规定："生产经营单位新建、改建、扩建工程项目的安全设施，必须与主体工程同时设计、同时施工、同时投入生产和使用，安全设施投资应当纳入建设项目概算。"

根据我国《职业病防治法》第十六条规定："建设项目的职业病防护设施所需要费用应当纳入建设项目工程预算，并与主体工程同时设计、同时施工、同时投入生产和使用。"

因此，安全生产三同时制度是指一切新建、改建、扩建的基本建设项目（工程），技术改造项目（工程）引进的建设项目，其职业安全卫生设施必须符合国家规定的标准，必须与主体工程同时设计、同时施工、同时投入生产和使用。

职业危害的控制措施主要包括工程控制技术措施、个体防护措施和组织管理措施。

（1）工程控制技术措施　应用工程技术的措施和手段，控制生产工艺过程中产生或存在的职业危害因素的浓度或强度，及时评价劳动条件和技术措施的效果，使作业环境中有害因素的浓度或强度降至国家职业卫生标准以下。

（2）个体防护措施　就是为劳动者配备有效的个体防护用品。根据不同的工作场所和粉尘的浓度，可选择佩戴防尘口罩或送风头盔等个人防护用品。企业规定进入工作现场必须穿戴好相应的劳动保护用品，作业人员班前四小时及班中不得饮用含酒精类饮料。

（3）组织管理等措施　建立健全职业危害预防控制规章制度。组织职工定期参加职业健康检查；完善企业安全文化，鼓励职工加强身体锻炼，注意营养及个人卫生。

三、安全标识和防护用品

（一）认识安全标识

安全标识包括安全标志、安全色、警示语。安全标志是用以表达特定的安全信息标志，由图形符号、安全色、几何形状（边框）或文字等构成，可以形象、直观地向人们传达各种安全指示、禁令等信息。

根据《安全标志》（GB2894 - 2017）规定，我国常见的安全标志分为：禁止标志、警告标志、指令标志和提示标志四大类型。

1. 禁止标志　禁止标志的含义是不准或制止人们的某种行动。其图形和含义如图1 - 2所示（注：图形为黑色，禁止符号与文字底色为红色）。

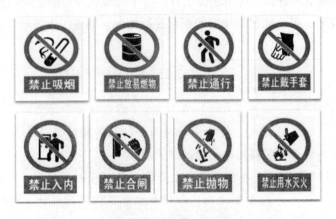

图1 - 2　常见禁止标志

2. 警告标志　警告标志的含义是提醒人们注意可能发生的危险。其图形和含义如图1 - 3所示（注：图形、警告符号及字体为黑色，图形底色为黄色）。

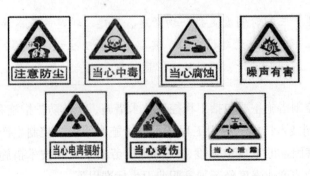

图1 - 3　常见警告标志

3. 指令标志 指令标志的含义是告诉人们必须遵守的意思。图形和含义如图 1 – 4 所示（注：图形为白色，指令标志底色均为蓝色）。

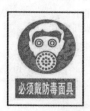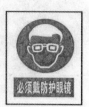

图 1 – 4 常见指令标志

4. 指示标志 指示标志的含义是向人们提示目标的方向。其中包括消防的提示 7 个，其图形和含义如图 1 – 5 所示（消防提示标志的底色为红色，文字、图形为白色）。

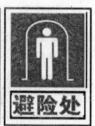

图 1 – 5 常见指示标志

安全标志一般设在醒目的地方，不能设在门窗、架子等可移动的物体上。

（二）认识劳动防护用品

员工在工作过程中正确佩戴和使用劳动防护用品是从业人员应履行的义务。常见的劳动防护用品如下。

1. 头部护具类 用于保护头部，防撞击、挤压伤害的护具，如安全帽（图 1 – 6）。

2. 呼吸护具类 预防尘肺和职业病的重要护品。按用途分为防尘、防毒、供氧 3 类。按作用原理分为过滤式、隔绝式两类。如防尘口罩、过滤式防毒面具、自给式空气呼吸器长管面具（图 1 – 7）。

> **请你想一想**
>
> 安全色是用以表达安全信息含义的颜色，一般使用红、黄、蓝、绿四种，分别用于表示禁止、警告、指令、指示等意思。请你说一说，黄色表示什么含义？

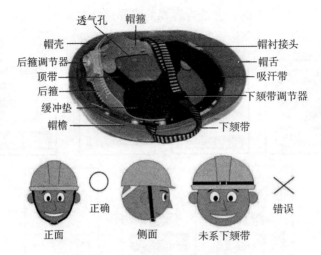

图 1-6　安全帽及其佩戴示意图

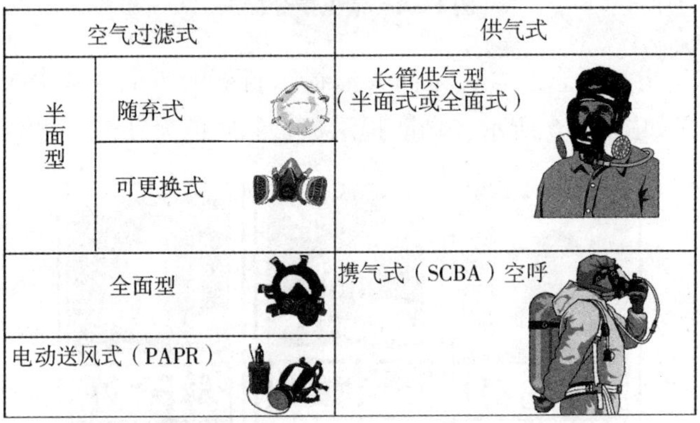

空气过滤式		供气式
半面型	随弃式	长管供气型（半面式或全面式）
	可更换式	
全面型		携气式（SCBA）空呼
电动送风式（PAPR）		

图 1-7　三种呼吸护具示意图

3. 眼（面）护具类　用以保护作业人员的眼、面部，防止外来伤害，如焊接眼面防护具、防冲击眼护具（表 1-5）。

表 1-5　常见的眼（面）护具及其适用功能

产品类型	防护功能	选择要点	不适合	图例
防护眼镜	防冲击	-选择侧翼，防护来自侧面的冲积物 -选防雾镜片	×防尘 ×防液体喷溅 ×防气体 ×防焊接弧光	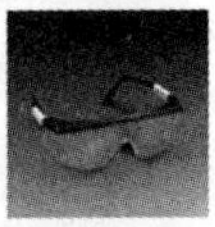
防护眼罩	防冲击 防液体喷溅	-选择具有间接通气孔 -选防雾镜片	×防气体 ×防焊接弧光	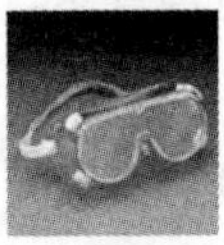
焊接面屏	防焊接弧光 防冲击	-遮光号 -设计和安全帽匹配（配安全帽用）	×防尘 ×防液体喷溅 ×防气体	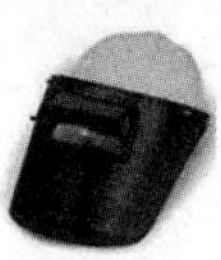

4. 听力护具　保护听觉、使人避免噪声过度刺激的护具，如耳塞、耳罩、防噪声帽盔（图 1 - 8）。

5. 防护服和防护手套类　用于保护职工免受劳动环境中的物理、生物、化学因素的伤害如阻燃防护服、防酸工作服、防静电工作服（图 1 - 9）。

6. 防护鞋类　用于保护足部免受伤害。目前主要产品有保护足趾安全鞋、电绝缘鞋、防静电鞋、耐酸碱皮鞋、耐油塑料模压靴、防滑鞋等（图 1 - 10）。

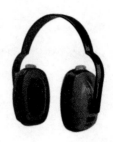

图 1 - 8　常见听力护具

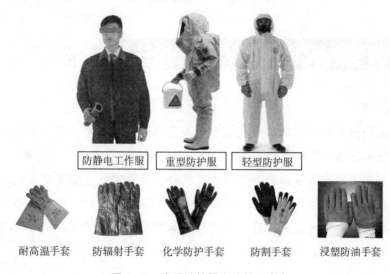

防静电工作服　　重型防护服　　轻型防护服

耐高温手套　　防辐射手套　　化学防护手套　　防割手套　　浸塑防油手套

图 1 - 9　常见防护服和防护手套类

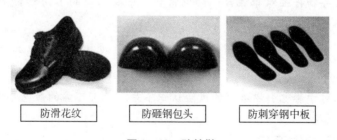

防滑花纹　　　　防砸钢包头　　　　防刺穿钢中板

图 1 - 10　防护鞋

7. 防坠落护具类　用于防止坠落事故的发生，主要有安全带、安全绳和安全网（图 1 - 11）。

8. 皮肤防护用品　用于外露皮肤的保护，如防毒、防腐、防射线等功能的护肤膏和洗涤剂等。

9. 其他　防御危险、有害因素的劳动防护用品。

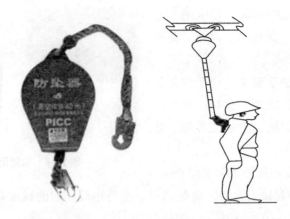

图1-11   防坠落吊带示意图

任务三   安全生产相关法律法规   ▢微课3

PPT

实例分析

实例   某药企车间制剂成品室内混合布洛芬药粉，职工甲负责双锥放料，物料经软连接布袋进入料筒，最后送入下一楼层的过筛机过筛，乙负责产品过筛。

生产过程中，因布洛芬物料粘性较大，流动性差。甲戴着胶皮手套，使用不锈钢料铲在双锥前拨料，拨到第三桶时，一火球从软连接布袋冒出，将甲面部烧伤。甲立即跑到水池边冲洗。此时过筛人员发现有火球从料桶落下，停车后立即上报组长，组长将甲带到洗澡间冲洗，同时打电话叫120，冲洗直到救护车赶到。

分析

第一，布洛芬物料经双锥混合，静电蓄积。甲职工用的不锈钢料铲是良好的带电导体，可以将粉尘引爆。

第二，静电蓄积的物料在料筒中流动速度加快，摩擦力增大，加大了粉尘静电燃爆的风险。

第三，企业对于静电引燃爆燃的风险认识不足，没有可靠的静电导除设施和材质。

一、我国安全生产立法情况

我国的安全生产法律法规体系以《中华人民共和国安全生产法》为核心，以相关法律、行政法规、部门规章制度、地方性法规、地方性政府规章以及其他规范性文件、安全生产国家标准、行业标准为主体。

目前，有关的安全生产法律法规有130多部，主要包括《中华人民共和国安全生产法》《中华人民共和国消防法》《职业病防治法》《工伤保险条例》《企业职工伤亡事故报告和处理规定》《特大安全事故行政责任追究的规定》等，这些法律、行政法规规定了各种生产经营活动所应具备的基本安全条件和要求。

涉及职业健康的法规标准体系主要有：

1. 在法律方面。主要有《中华人民共和国宪法》（根本法）、《中华人民共和国职业病防治法》（基本法律）。

2. 在行政法规方面。主要有《尘肺病防治条例》、《使用有毒物品作业场所劳动保护条例》。

3. 部门规章。主要由国家卫健委和原国家安全生产监督管理总局制订。

4. 主要规范性文件。主要由国务院、卫健委和原国家安全生产监督管理总局制订。

5. 标准。分国家标准和部门标准两种。国家标准 GB 代表强制性国家标准，GB/T 代表推荐性国家标准，GB/Z 代表国家标准化指导性技术文件。部门标准主要有卫生（WS）标准和安全（Q）标准，如职业卫生监管人员现场检查指南（WS/T768 – 2014）。

> **请你想一想**
>
> 作业场所职业卫生检查程序 WS/T729 – 2014，工作场所职业病危害警示标识 GBZ158 – 2009，检测实验室安全标准 GB/T27476 – 2014，这三个文件各自属于哪一种法规？

二、职业病危害防治的指导思想和基本原则

为了预防、控制和消除职业病危害，加强职业卫生与健康管理，我国立法要求企业改善劳动条件，切实保障劳动者职业健康权益，在《中华人民共和国职业病防治法》中提出了职业病危害防治的指导思想和基本原则。

1. 指导思想　坚持正确的卫生与健康工作方针，强化政府监管职责，督促用人单位落实主体责任，提升职业病防治工作水平，鼓励全社会广泛参与，有效预防和控制职业病危害，切实保障劳动者职业健康权益，促进经济社会持续健康发展，为推进健康中国建设奠定重要基础。

2. 基本原则

（1）预防为主、防治结合。坚持标本兼治、重在治本，综合治理，控制职业病危害源头，引导用人单位开展技术改造和转型升级，改善工作场所条件，从源头预防控制职业病危害。

（2）突出重点、有序实施。既着眼长远，不断完善制度和监管体系，又立足当前，以重点行业、重点职业病危害和重点人群为切入点，切实落实用人单位主体责任，提升劳动者个体防护意识，推动政府、用人单位、劳动者各负其责、协同联动，形成防治工作合力。

（3）依法依规，规范落实。落实法定防治职责，坚持管行业、管业务、管生产经营的同时必须管好职业病防治工作，建立用人单位诚信体系。推进职业病防治工作法治化建设，建立健全配套法律、法规和标准，依法依规开展工作。

3. 重点职业危害的控制要求　以防尘防毒职业危害控制为例说明，具体措施如下。

（1）原材料选择应遵循无毒物质代替有毒物质，低毒物质代替高毒物质的原则。

（2）粉尘和毒物多的生产过程应优先采用机械化和自动化，避免直接人工操作。

（3）散溢粉尘生产过程中，应对产尘设备采取密闭措施：设置适宜的局部排风除尘设施，对尘源进行控制；生产工艺和粉尘性质可采取湿式作业的，应采取湿法仰尘。当湿式作业仍不能满足卫生要求时，应采用其他通风、除尘方式。

（4）在生产中可能突然逸出大量有害物质或易造成急性中毒或易燃易爆的化学物质的室内作业场所，应设置事故通风装置及与事故排风系统相连锁的泄漏报警装置。有爆炸危险的可燃气体、粉尘或气溶胶等物质的工作场所，应设置防爆通风系统或事故排风系统。

（5）可能存在或产生有毒物质的工作场所应根据有毒物质的理化特性和危害特点配备现场急救用品，设置冲洗喷淋设备、应急撤离通道、必要的泄险区以及风向标。

你知道吗

高温高湿强辐射作业

制药企业中常见的岗位有加热传热岗位、蒸发岗位，空调岗位，注射用水岗位、灭菌岗位、中药提取岗位，沸腾干燥岗位等。

特点：气温高、湿度大、热辐射强度大。人在此环境下劳动会大量出汗，如果通风不良，体内热蓄积，体温升高，电解质失衡，容易导致头晕、心慌、心烦、口渴、无力、疲倦等不适感觉。

预防控制措施：对于在生产过程中有可能产生高温、高湿、强辐射的设备，应制订采取合理、有效的措施，优化企业工艺、控制技术，做好设备隔热、降温，厂区通风、职工防暑降温防护等措施。

三、我国从业人员的权利与义务

《中华人民共和国安全生产法》是为了加强安全生产工作，防止和减少生产安全事故，保障人民群众生命和财产安全，促进社会经济持续健康发展，制定本法。

规定：我国的安全生产工作应当以人为本，坚持安全发展，坚持安全第一、预防为主、综合治理的方针，强化和落实生产经营单位的主体责任，建立生产经营单位负责、职工参与、政府监管、行业自律和社会监督的机制。生产经营单位的主要负责人对本单位的安全生产工作全面负责。生产经营单位的从业人员有依法获得安全生产保障的权利，并应当依法履行安全生产方面的义务。工会依法对安全生产工作进行监督。

1. 从业人员的权利

（1）知情权。从业人员有权了解其作业场所和工作岗位存在的危险因素、防范措施及事故应急措施。

（2）建议权。从业人员有权对本单位的安全工作提出建议。

（3）批评、控告权。从业人员有权对本单位安全生产工作中存在的问题提出批评、检举和控告。

（4）拒绝违章权。从业人员有权拒绝违章指挥和强令冒险作业。

（5）停止作业权。发现直接危及人身安全的紧急情况时，从业人员有权停止作业或者在采取有关应急措施后撤离作业场所。

（6）索赔权。从业人员因安全事故受到损害时，除了享受工伤社会保险外，有权向本单位提出伤亡求偿要求。

生产经营单位不得因从业人员行使（3）（4）（5）中规定的权利而降低工资、福利等待遇或者解除与其订立的劳动合同。

2. 从业人员的义务

（1）应当接受安全生产教育和培训，掌握本职工作所需的安全生产知识，提高安全生产技能，增强事故预防和应急处理的能力。

（2）在作业过程中，应当严格落实岗位安全责任，遵守本单位的安全生产规章制度和操作规程，服从管理，正确佩戴和使用劳动防护用品。

（3）发现事故隐患或者其他不安全因素时，应立即向现场安全管理人员或者负责人报告，接到报告的人员应当及时予以处理。

> **请你想一想**
> 在预防工伤事故和职业性危害方面，职工应主要承担哪些义务？

实训一　防护口罩和防毒面具的正确使用及保管

一、实训目的

1. 掌握防护口罩和防毒面具正确的佩戴方法。
2. 熟悉防毒面具的正确维护和保养。
3. 能做好个人防护用品的使用和个人防护意识的提升。

二、实训原理

医药企业生产中，许多工作岗位如加料、加热、加压、离心、粉碎、制粒、干燥、混合、包装等单元操作中，都会接触到烟、雾、蒸气、粉尘以及气溶胶等有害物质，为了尽量减少与这些物质的接触，我们需要采取必要的个人防护措施。

防护口罩是从事和接触粉尘的作业人员必不可少的防护用品。主要用于含有低浓度有害气体和蒸气的作业环境以及会产生粉尘的作业环境。

防毒面具作为个人防护用品，对作业人员的呼吸器官、眼睛以及面部皮肤提供有效防护，适用于危害呼吸系统但不会立即危害生命健康的场所。防护范围包括粉尘、重烟、雾滴、毒气、毒蒸气以及那些肉眼看不见的气溶胶等微小物质。

三、实训器材

防护口罩和防毒面具见图 1-12、1-13 所示。

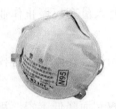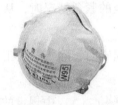　　　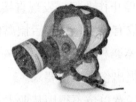

图 1-12　防护口罩　　　　　　　　　　　图 1-13　防毒面具

四、实训方法

（一）防护口罩

1. 折叠式医用防护口罩

（1）面向口罩无鼻夹的一面，使鼻夹位于口罩上方。用手扶住口罩固定在面部，将口罩抵住下巴。

（2）将上头带拉过头顶，置于头顶上方；将下头带拉过头顶，置于颈后耳朵下方。

（3）将双手手指置于金属鼻夹中部，一边向内按压一边顺着鼻夹向两侧移动指尖，直至将鼻夹完全按压成鼻梁形状为止，仅用单手捏口罩鼻夹可能会影响口罩的密合性。

（4）佩戴气密性检查（图 1-14）　①双手捂住口罩快速呼气（正压检查方法）或吸气（负压检查方法），应感觉口罩略微有鼓起或塌陷；若感觉有气体从鼻梁处泄漏，应重新调整鼻夹，若感觉气体从口罩两侧泄漏，应进一步调整头带位置。②若无法取得密合，则不能佩戴口罩进入危险区域。

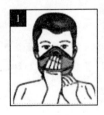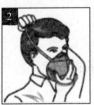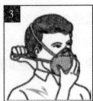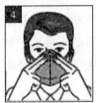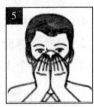

图 1-14　折叠式防护口罩佩戴方法

2. 杯罩式医用防护口罩

（1）用手托住口罩，使鼻夹位于指尖，让头带自然垂下。

（2）使鼻夹朝上，用口罩托住下巴。将上头带拉过头顶，放在脑后较高的位置，将下头带拉过头顶，放在颈后耳朵以下的位置。

（3）将双手指尖放在金属鼻夹顶部，用双手，一边向内按压，一边向两侧移动，塑造鼻梁形状（用单手捏鼻夹会导致密合不当，降低口罩防护效果；请使用双手），如图 1 – 15。

（4）佩戴气密性检查（同折叠式医用防护口罩）。

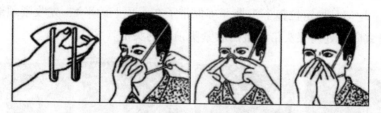

图 1 – 15　杯罩式防护口罩佩戴方法

3. 医用防护口罩脱除方法（图 1 – 16）

（1）不要触及口罩，用手慢慢地将颈部的下头带从脑后拉过头顶，

（2）拉上头带摘除口罩，不要触及口罩。

（3）如佩戴眼镜或帽子，请在摘下口罩前摘下眼镜或帽子。

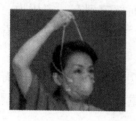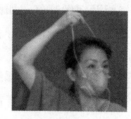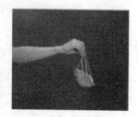

图 1 – 16　医用防护口罩脱除方法

4. 使用注意事项

（1）使用人员应认真阅读使用说明书，了解使用和维护过程中应该注意的事项以及产品使用限制。

（2）每次佩戴好医用防护口罩后，应做佩戴气密性检查。

（3）医用防护口罩设计为一次性使用产品，当口罩受到体液喷溅，应尽快更换。

（4）高温蒸煮、消毒液浸泡和射线等消毒方法都会破坏口罩的过滤材料或结构，从而导致过滤效率下降。

（5）不能在医用防护口罩和脸部之间垫任何其他物质，如毛发、布或纱布口罩，否则会使密合度下降，造成泄漏。

（二）防毒面具使用

1. 使用前检查

（1）必须选择适合使用条件的滤毒罐和面罩。

（2）滤毒罐必须密封且完好无损，保证使用前为有效的。

2. 佩戴

（1）取出滤毒罐，去掉罐口和罐底的封盖。

（2）将滤毒罐拧紧到面罩上。

（3）佩戴面罩。

1）穿戴时，首先双手将头带分开，把下巴放入下巴托。

2）向下均匀且稳定拉整个头带（确保带子在头顶上放平），先收紧颈部两根头带，再收紧太阳穴处两根头带，最后收紧头顶上的头带（图1-17）。

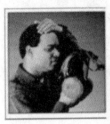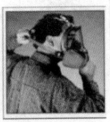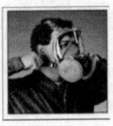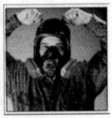

图1-17　防毒面具佩戴过程

3）戴上防毒面具后，进行密合性测试

测试方法一：将手掌盖住呼气阀并缓缓呼气，如面部感到有一定压力，但没感到有空气从面部和面罩之间泄露，表示佩戴密合性良好；若面部与面罩之间有泄露，则需重新调节头带与面罩排除漏气现象。

测试方法二：用手掌盖住滤毒盒座的连接口，缓缓吸气，若感到呼吸有困难，则表示佩戴面具密闭性良好。若感觉能吸入空气，则需重新调整面具位置及调节头带松紧度，消除漏气现象。

3. 使用结束

（1）使用后，防毒面具脱卸前须回到良好的环境中。

（2）松开头带，方法是用手指向前推各条带子上的带扣。

（3）抓住面罩下部的连接口，将面罩向外拉，脱下面罩。

（4）将滤毒罐的罐口和罐底用盖子盖好封好，使滤毒罐处于密封状态。

（5）存放好防毒面具，以备下次再用。

4. 使用后保养　使用后面罩清洗时请不要用有机溶液清洗剂进行清洗，否则会降低使用效果。要用酒精或0.5%高锰酸钾溶液擦洗，然后放阴凉处晾干，用滑石粉保养。滤毒罐使用后立即用原密封端盖密封好，存放在低温、干燥、通风且远离可能被污染的地方。

5. 注意事项

（1）防毒面具一般在氧含量>18%，有毒气体浓度<1%的环境中使用，严禁在缺氧环境中使用。

（2）滤毒罐易于吸潮失效，不到使用时，不得打开罐盖和低塞。使用时注意拧紧螺纹，以防漏气。使用过程中感到有毒气嗅闻或刺激，应立即停止使用，离开毒气区，更换新罐。

（3）对患有心血管、呼吸系统疾病，贫血、高血压、肾脏病患者，应尽量缩短配戴时间。

（4）防毒面具不得在 65℃ 以上环境中使用及高温环境中存放。

（5）使用滤毒罐必须记录使用时间和使用人。每当打开封盖时就开始记录使用时间，使用完毕后须原密封端盖密封（即上盖下塞），并将使用人姓名、使用日期、使用毒气名称和毒气中停留时间等做好详细记录。

滤毒罐使用控制卡

型号：　　　　　　国际标准使用时间：　　　　　　责任人：

使用人	使用具体时间段	使用累计时间

备注：

？ 思考题

1. 请查阅资料，写出防毒面具滤罐的规格有哪几种？
2. 请查阅资料，写出防护口罩的种类及适用范围。

目标检测

一、选择题

（一）单项选择题

1. 某岗位工人经过安全教育培训后，仍然未戴安全帽就进入现场作业施工。从事故隐患的角度来说，这种情况属于（　　）。

　　A. 人的不安全行为　　　　　　　B. 物的不安全状态

　　C. 管理上的缺陷　　　　　　　　D. 环境的缺陷

2. 《中华人民共和国安全生产法》规定，从业人员应当接受安全生产教育和培训，掌握本职工作所需的安全生产知识，提高（　　），增强事故预防和应急处理能力。

　　A. 安全生产技能　　　　　　　　B. 安全生产意识

　　C. 安全培训技能　　　　　　　　D. 安全素质

3. 《中华人民共和国安全生产法》规定，从业人员（　　）了解其作业场所和工作岗位存在的危险因素、防范措施及事故应急措施。

　　A. 无权　　　　　　　　　　　　B. 经批准可以

　　C. 特殊情况下有权　　　　　　　D. 有权

4. 下列选项中不属于安全技术对策的是（　　）。

　　A. 对全员进行安全培训教育　　　B. 给职工配备防护用品

　　C. 投入安全装置和设施设备　　　D. 定期执行安全检测

5. 在企业生产中，下列哪一项制度是最基本的安全生产制度（　　）。

    A. 危险作业审批制度　　　　　　　　B. 安全生产操作规程

    C. 安全生产教育制度　　　　　　　　D. 安全生产责任制

6. 依据《中华人民共和国安全生产法》的规定，生产经营单位与从业人员订立的劳动合同，应当载明有关保障从业人员劳动安全和（　　）的事项。

    A. 事故应急措施　　　　　　　　　　B. 防止职业危害

    C. 安全技术措施　　　　　　　　　　D. 职业危害申报

7. 根据我国《职业病防治法》第十六条规定："建设项目的职业病防护设施所需要费用应当纳入建设项目工程预算，并与主体工程做到"三同时"具体指（　　）。

    A. 同时勘察、同时设计、同时施工

    B. 同时审批、同时设计、同时施工

    C. 同时设计、同时施工、同时投入生产和使用

    D. 同时施工、同时修复、同时投入生产和使用

8. 与生产过程有关的化学性职业危害因素有（　　）。

    A. 工业毒物　　　　　　　　　　　　B. 设备的噪声

    C. 高温　　　　　　　　　　　　　　D. 电离辐射

9. 安全标志由安全色、几何图形和（　　）构成。

    A. 标识牌　　　　B. 警示语　　　　C. 图形符号　　　　D. 符号

10. 企业规定进入工作现场必须穿戴好相应的劳动保护用品，作业人员班前（　　）小时及班中不得饮用含酒精类饮料。

    A. 2　　　　　　　B. 3　　　　　　　C. 4　　　　　　　D. 5

11. 保障人民群众（　　）安全，是制定《中华人民共和国安全生产法》的主要目的之一。

    A. 生命　　　　　　　　　　　　　　B. 财产

    C. 生命和财产　　　　　　　　　　　D. 生命和健康

12. 《中华人民共和国安全生产法》规定的安全生产管理方针是（　　）。

    A. 安全第一、预防为主、综合治理　　B. 安全生产人人有责

    C. 安全为了生产，生产必须安全　　　D. 坚持安全发展

13. 《中华人民共和国安全生产法》第一百零四条规定，生产经营单位的从业人员不服从管理，违反安全生产规章制度或者操作规程的，由生产经营单位给予批评教育，依照有关规章制度给予（　　）。

    A. 行政处罚　　　　　　　　　　　　B. 处分

    C. 追究刑事责任　　　　　　　　　　D. 批评教育

14. 高温、高湿、强辐射环境作业的容易引起的职业危害有（　　）。

    A. 气温高　　　　　　　　　　　　　B. 湿度大

    C. 热辐射强度大　　　　　　　　　　D. 中暑

15. 对于散溢粉尘的生产过程，职业危害的控制措施不包括（　　）。

    A. 采取密闭措施   B. 无毒物质代替有毒物质

    C. 采取湿法抑尘   D. 设置通风除尘

16. 国家对职业病危害防治的基本原则是（　　）。

    A. 强化政府监管职责   B. 督促用人单位落实主体责任

    C. 预防为主、防治结合   D. 鼓励全社会广泛参与

17. 我国的安全生产法律法规体系以（　　）为核心。

    A. 《中华人民共和国安全生产法》   B. 《中华人民共和国职业病防治法》

    C. 《尘肺病防治条例》   D. 《中华人民共和国宪法》

（二）多项选择题

18. 提高安全管理水平的三大对策是指（　　）。

    A. 安全技术对策   B. 安全文化对策

    C. 安全管理对策   D. 安全生产责任制

19. 安全标志主要有哪些（　　）。

    A. 禁止标志   B. 警告标志

    C. 指令标志   D. 提示标志

20. 下列哪些疾病属于粉尘作业的职业禁忌证（　　）。

    A. 活动性肺结核病   B. 慢性阻塞性肺疾病

    C. 伴肺功能损害的疾病   D. 皮肤病

21. 下列属于作业环境有关的职业性危害因素有（　　）。

    A. 厂房狭小   B. 车间位置不合理

    C. 照明不良   D. 接触有害植物

22. 下列属于与劳动过程有关的职业性危害因素有（　　）。

    A. 作业时间过长   B. 作业强度过大

    C. 长时间不良体位   D. 接触粉尘

23. 根据《中华人民共和国职业病防治法》规定，用人单位不得安排（　　）从事接触职业病危害的作业 。

    A. 未成年工

    B. 孕期、哺乳期的女职工

    C. 未经上岗前职业健康检查的劳动者

    D. 有职业禁忌的劳动者

24. 劳动者在预防职业病时应尽的义务为（　　）

    A. 学习和掌握相关的职业卫生知识

    B. 遵守职业病防治法律、法规、规章和操作规程

    C. 正确使用和维护职业病防护设备和个人使用的职业病防护用品

    D. 发现职业病危害事故隐患及时报告

二、简答题

1. 请你说一说，在医药企业生产中为什么具有职业健康安全意识非常重要？

2. 企业规定工作场所必须要使用安全标识，进入工作现场必须穿戴好相应的劳动保护用品，这是为什么呢？

3. 请说一说从业人员的权利和义务有哪些？

书网融合……

 微课 1   微课 2   微课 3   划重点   自测题

防火防爆安全知识

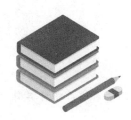

学习目标

知识要求

1. **掌握** 火灾与爆炸的基础知识，防火防爆的安全控制措施。

2. **熟悉** 灭火的原理与火灾扑救方法。

3. **了解** 火灾的分类。

能力要求

1. 会用火灾防护知识扑救初起火灾；会使用灭火器正确灭火；

2. 会正确逃生。

　　火灾和爆炸是企业生产主要应该考虑的事故隐患。因为企业生产所需的原料、辅料大多具有易燃、易爆、有腐蚀、有毒性等特点，且其生产工艺烦琐，人员构成复杂，物料仓储密集，一旦发生火灾或爆炸等重大事故，给职工、企业、社会带来的破坏性和损失将极为严重。

任务一　安全生产火灾防护

微课1

PPT

实例分析

　　实例 某年某制药有限公司四车间地下室发生重大着火中毒事故，造成 10 人死亡、12 人受伤，直接经济损失 1867 万元。

　　分析 事故发生的原因。

　　第一，对于火灾隐患没有引起足够重视。

　　第二，施工操作不当。

　　第三，集体忽视危险存在。

　　造成人员伤亡和财产损失的"4·15"重大着火中毒事故，让我们明白认识火灾和科学防范火灾的重要性。

一、基本概念

　　1. 燃烧 是指可燃物与氧化剂作用发生的放热反应，通常伴有火焰、发光、发烟的现象。

　　2. 火灾 是指在时间或空间上失去控制的燃烧所造成的灾害。

　　3. 燃烧的三要素 物质燃烧需要同时具备可燃物、助燃物和点火源三要素，若要发生燃烧此三要素缺一不可。

（1）可燃物　是指能与空气中的氧或其他氧化剂燃烧反应的物质，如木材、易燃易爆化学品等。

（2）助燃物　是指能帮助和支持可燃物燃烧的物质，如空气、氧气等。

（3）点火源　是指供给可燃物与助燃剂发生燃烧反应能量的来源。除明火外，电火花、摩擦、撞击等也会产生火花及发热。

你知道吗

燃烧的类型按照三种情况分类

1. 燃烧按其形成的条件和瞬间发生的特点，可分为闪燃、着火、自燃和爆炸四种类型。

2. 按燃烧的对象分为以下六类。

A 类火灾，即普通固体可燃物燃烧而引起的火灾，如木材、干草、煤炭、棉、麻、纸等。

B 类火灾，即油脂及一切可燃液体燃烧引起的火灾，如煤油、甲醇、乙醇、石蜡、原油等。

C 类火灾，即可燃气体燃烧引起的火灾，如天然气、甲烷、乙烯、氢气等。

D 类火灾，即可燃金属燃烧引起的火灾，如钾、钠、镁、铝、镁合金等。

E 类火灾：指带电火灾，如物体带电燃烧的火灾。

F 类火灾：指烹饪器具内的烹饪物，如动植物油脂。

3. 根据生产中使用或产生的物质引起的火灾情况，将其分为甲、乙、丙、丁、戊五种火灾。

二、生产上常见的易燃物质及危险特性

生产上常见的易引发火灾的物质及危险特性见表 2-1。

表 2-1　生产上的火灾危险分类

火灾类别		火灾危险性特性
	序号	生产上常见的容易引发火灾的物质
甲类	1	闪点低于28℃的液体，如环己烷、戊烷、环戊烷、二硫化碳、苯、汽油等
	2	爆炸下限小于10%的气体，如乙炔、甲烷、丙烯、丁二烯、环氧乙烷等
	3	常温下能自行分解或在空气中能氧化导致迅速自燃或爆炸的物质，如硝化棉等
	4	高温下受到水或空气中水蒸气的作用，能产生可燃气体，引起燃烧或爆炸的物质，如金属钾、氢化钠等
	5	遇酸、受热、撞击、摩擦、催化以及遇有机物或硫黄等易燃无机物，极易引起燃烧和爆炸的强氧化剂，如氯酸钾、硝酸铵等
	6	受撞击、摩擦或与氧化剂、有机物接触时能引起燃烧或爆炸的物质，如赤磷等
	7	在密闭设备内操作温度大于或等于物质本身自燃点的生产

续表

火灾类别	序号	火灾危险性特性
		生产上常见的容易引发火灾的物质
乙类	1	闪点≥28℃，但是＜60℃的液体，如煤油、松节油等
	2	爆炸下限≥10%的气体，如一氧化碳、氨气等
	3	不属于甲类的氧化剂，如硝酸铜、铬酸等
	4	不属于甲类的化学易燃危险固体，如硫黄、镁粉、铝粉、赛璐珞板（片）、樟脑、萘、生松香、硝化纤维漆布等
	5	助燃气体，如氧气、氟气
	6	能与空气形成爆炸性混合物的浮游状态的粉尘、纤维、闪点≥60℃的液体雾滴等
丙类	1	闪点≥60℃的液体，如柴油
	2	可燃固体，如木材
丁类	1	对不燃烧物质进行加工，并在高温或熔化状态下经常产生强辐射热、火花或火焰的生产
	2	利用气体、液体、固体作为燃料，或者将气体、液体进行燃烧作为他用的各种生产
	3	常温下使用或加工难燃烧物质的生产，如塑料
戊类		常温下使用或加工不燃烧物质的生产，如陶瓷

三、点火源安全控制

1. 点火源的概念及其分类　点火源是指能够使可燃物与助燃物发生燃烧反应的能量来源，常见的有明火、摩擦起火、撞击反应、高温表面、自燃、电火花等。

2. 点火源的安全控制

（1）明火安全控制　常见的明火有加热用火、维修动火、动火作业以及吸烟。其中加热易燃液体时，应尽量避免使用明火而采用蒸汽或其他载热体；使用明火时应远离易燃气体或蒸汽的工艺设备的贮罐区。维修用火主要指焊接、喷灯以及熬制用火；检修设备时应保持焊接作业的地方与装有易燃易爆的生产设备管道安全隔离；使用喷灯和熬制用火的厂区应尽量避免其他作业。从事动火作业必须办理动火作业票证，规定好动火前检测、检查、动火时间、可靠隔离，动火范围，严格履行动火作业六大禁令。厂区内禁止吸烟，做好禁止吸烟的宣传教育和防火管理。

（2）摩擦与撞击起火安全控制　摩擦起火主要针对机械设备轴承等转动部分未及时润滑产生的摩擦，除此之外还包括铁器的相互撞击、铁器与发黏物料或者混凝土地坪等的撞击起火。

（3）其他用火

1）高温表面　要防止易燃物料与高温的设备、管道表面相接触，可燃物的排放口应远离高温表面，高温表面要有隔热保温措施。不能在高温管道和设备上烧烤衣料及其他可燃物件。

2）电气火花　在易燃易爆场所使用的电气设备，必须有针对电气设备产生火花、电弧和危险温度的有效措施，如使用防爆电气设备。选用的电气设备的级别和组别应不低于场所内爆炸性混合物的级别和组分。电气线路中的各种保险装置都应经常维护和检查。手提式电动工具接地或双重绝缘。

3）自燃　应将废旧的油抹布、油棉纱等易自燃引起火灾的物质装入金属桶内，盖盖，放置在安全地点并定时处理。加强管理，及时处理废料。

> **请你想一想**
>
> 抽烟属于哪类点火源？在企业生产中，应该如何安全控制？

任务二　安全生产爆炸防护

微课2

PPT

实例分析

实例　天津港"8·12"某公司危险品仓库特别重大火灾爆炸事故

2015 年 8 月 12 日晚，天津滨海新区一处危险品物流仓库发生爆炸，随后引起周围多家工厂更强烈的二次爆炸。

事故发生后，事故企业天津东疆保税港区瑞海国际物流公司（下称瑞海公司）迟迟拿不出仓库内危化品的种类、数量等详细清单。

事故造成 165 人遇难（其中参与救援处置的公安现役消防人员 24 人、天津港消防人员 75 人、公安民警 11 人，事故企业、周边企业员工和居民 55 人）、8 人失踪（其中天津消防人员 5 人，周边企业员工、天津港消防人员家属 3 人），798 人受伤（伤情危重及较重的伤员 58 人、轻伤员 740 人），304 幢建筑物、12428 辆商品汽车、7533 个集装箱受损。截至 2015 年 12 月 10 日，依据《企业职工伤亡事故经济损失统计》数据显示，已核定的直接经济损失 68.66 亿元。事发时瑞海公司储存的 111 种危险货物的化学组分，确定至少有 129 种化学物质发生爆炸燃烧或泄漏扩散，其中，氢氧化钠、硝酸钾、硝酸铵、氰化钠、金属镁和硫化钠这 6 种物质的重量占到总重量的 50%。同时，爆炸还引燃了周边建筑物以及大量汽车、焦炭等普通货物。本次事故残留的化学品与产生的二次污染物逾百种，对局部区域的大气环境、水环境和土壤环境造成了不同程度的污染。

分析　从爆炸的原理来说明此次事故爆炸的原因。

第一次爆炸原因是因为硝化棉湿润剂散失出现局部过热，分解自燃；

第二次爆炸原因是受硝化棉和其他危险化学品长时间大面积燃烧，导致堆放于运抵区的硝酸铵等危险化学品发生爆炸。进而引起氰化钠、金属镁、硫化钠、氢氧化钠等化学物爆炸或泄漏，导致环境污染。

一、基本概念

1. 爆炸　是指物质在瞬间释放出大量热量，造成温度和压力急剧升高的现象。一般认为，爆炸是由火引发的，火焰传播速度可达每秒几百米甚至几千米。

2. 分类 根据爆炸性质，爆炸可分为物理爆炸和化学爆炸两大类。

（1）物理爆炸 主要是液体变成蒸汽，或者气体迅速膨胀导致压力急剧增加，大大超过容器所能承受的极限压力而发生的容器破裂爆炸，比如锅炉爆炸、粉尘爆炸等。

（2）化学爆炸 是由于物质本身发生了化学反应，产生大量的气体和较高的温度，体积在瞬间急剧扩大而发生的爆炸。比如硝酸铵爆炸、硝化棉引发的化工原料爆炸等。

3. 爆炸极限 可燃物质（可燃气体、蒸气和粉尘）与空气（或氧气）必须在一定的浓度范围遇到着火源就会发生爆炸。能够发生爆炸的浓度范围叫作爆炸浓度极限，简称爆炸极限。能够发生爆炸的最低浓度叫作爆炸下限，能够发生爆炸的最高浓度叫作爆炸上限。爆炸极限是评定可燃气体、可燃液体和可燃粉尘火灾危险性的一个重

> **请你想一想**
>
> 液体火灾危险性的评定依据的理化指标主要是什么？可燃物爆炸危险性评定的主要理化指标又是什么？

要依据。一般认为，一种物质的爆炸下限越低就越危险，爆炸下限与上限之间的范围越大就越危险。

二、点火源和工艺安全控制

制药企业防火防爆安全控制的主要措施有点火源的安全控制、工艺安全控制、安装防火防爆装置。其目的是限制和消除燃爆危险物、助燃物、着火源三者的相互作用，防止燃烧三要素同时出现。

1. 点火源的安全控制 主要有控制明火、摩擦起火、撞击反应、高温表面、自燃、电火花等措施。

2. 工艺安全控制 包括危险物质的安全控制、惰性气体保护、厂区通风置换、系统密闭及负压操作，同时还要做好生产过程控制，采用自动控制和安全保护装置。其中生产过程的安全控制见表2-2生产过程安全控制要求。

表2-2 生产过程控制的安全要求

项目	安全要求
控制工艺参数	在生产过程中，正确控制各种工艺参数，防止超温、超压和物料跑损是防止火灾和爆炸的根本措施
防止跑、冒、滴、漏	生产过程中，跑、冒、滴、漏往往导致易爆介质在生产场所扩散，是企业发生火灾、爆炸事故的重要的原因之一 （1）操作不精确或误操作，如收料过程中槽满跑料；分离器液体控制不稳；开错排污阀等 （2）设备管线和机泵的结合面不密封而泄漏。为了确保安全生产，杜绝跑、冒、滴、漏，必须加强操作人员和维修人员的责任感和技术培训，稳定工艺操作，提高设备完好率，降低泄漏率。为了防止误操作，对比较重要的各种管线涂以不同颜色以便区别，对重要的阀门采取挂牌、加锁等措施 不同管道上的阀门应相隔一定的间距

续表

项目	安全要求
紧急停车处理	当发生停电、停气、停水的紧急情况时，装置就要进行紧急停车处理，此时若处理不当，就可能造成事故 （1）停电。为防止因突然停电而发生事故，比较重要的反应设备一般应具备双电源、连锁自投装置。如果电路发生故障，连锁未合，则装置全部无电，此时要及时汇报和联系，查明停电原因 （2）停水。停水时要注意水压和各部位的温度变化，可以采取减量的措施维持生产。如果水压降为零，应立即停止进料，注意所有采用水降温的设备不要超温超压 （3）停气。停气后加热装置温度下降，气动设备停运，一些在常温下呈固态而在操作温度下呈液态的物料，应根据温度变化进行妥善处理，防止因冻结堵塞管道。此外，应及时关闭蒸气与物料系统相连通的阀门，以防物料倒流至蒸气管线系统

三、安装防火防爆安全设施

防止火灾爆炸扩散蔓延是整个企业安全设计中必须考虑的重要组成部分，工艺装置的布局、建筑结构的防火间距、消防设施配备等都要统筹考虑。

常见的防火防爆安全装置主要有指示信号装置、安全连锁装置、紧急泄压装置和阻火装置等。指示信号装置可以在出现危险状况时警告操作者，便于及时采取措施消除隐患。常见的有安全指示灯、安全指示器、安全指示铃等。安全连锁装置包括联锁继电器、调节器、自动放空等装置，主要是为了防止操作失误，避免超温、超压、超速等事故发生。紧急泄压装置包括安全阀、爆破片、防爆门、放空管等，主要是指生产中一旦出现超压危险时，能够起跳、破裂或开启而泄压，避免燃爆事故发生。阻火装置主要包括安全液封和阻火器。安全液封有防止可燃气体、导燃液体蒸气逸出着火，起到熄火、阻止火势蔓延的作用。阻火器内装有金属网、金属波纹网、砾石等。当火焰通过狭小孔隙，由于热损失突然增大，致使燃烧不能继续下去而熄灭。

> **请你想一想**
>
> 为了防火防爆，企业通常要安装的安全装置有哪些？

PPT

任务三　消防安全

实例分析

实例　2018 年 11 月 13 日，长沙一家眼镜店突然起火，为救出被困妻子，丈夫唐先生冲进火海，最后导致两人离世。

分析　事故发生原因。

第一，现场门口的消防水管是破裂的，火灾发生时消防栓里面没有水，消防栓内也没有配置水枪，事故现场附近的消防水管也是破裂的，严重耽误了救火时间。

第二，唐先生不会使用灭火器。

通过这次事故，让我们明白正确使用灭火器和检查消防设施完好的重要性。

一、灭火的原理及火灾扑救原则

1.消防基本知识

（1）消防工作任务　预防火灾和减少火灾危害，保护人身、公共财产和顾客财产安全，保障正常生产生活秩序。

（2）消防工作方针　消防是指消灭火灾和预先防范、防止火灾发生的社会行为。我国消防工作的方针是：预防为主、防消结合。全国统一火警电话119，森林火警电话92119，酒店内部报警电话199。

（3）消防工作的原则　贯彻预防为主、防消结合的方针，按照政府统一领导、部门依法监管、单位全面负责、公民积极参与的原则，实行消防安全责任制，建立健全社会化的消防工作网络。

2.灭火方法分类　根据灭火原理分为四类，即冷却法、隔离法、窒息法、抑制法。

（1）冷却法　将灭火剂直接喷洒在燃烧的物体表面，使温度降到燃点以下，终止燃烧。

（2）隔离法　将燃烧的物体与附近的可燃物隔离或疏散开，使燃烧停止。

（3）窒息法　采取适当的措施来防止空气流入燃烧区，使燃烧物缺乏或断绝氧气而熄灭。

（4）抑制法　使用灭火剂直接参与燃烧的链锁化学反应，使燃烧停止从而达到灭火的目的。

> **请你想一想**
> 按照燃烧的物质，可以将火灾分为哪六类？

二、常用的灭火剂和灭火器

（一）常用的灭火剂及其适用性

为能迅速扑灭火灾，必须按照现代的防火技术、生产工艺过程的特点、着火物质的性质、灭火剂的性质及取用是否便利等原则来选择灭火剂。常用的灭火剂有水、水蒸气、泡沫液、二氧化碳、干粉、卤代烷等，详见表2-3。

表2-3　常用的灭火剂及其适用性

类型	使用方法
水（MS）	水是最常用的灭火剂。但是以下情况不能用水扑灭： 1.密度小于水和不溶于水的易燃液体引起的火灾，如汽油、煤油、柴油等油品，苯类、醇类、醚类、酮类、酯类及丙烯腈等大容量储罐，如用水扑救，则水会沉在液体下层。被加热后会引起爆沸，形成可燃液体的飞溅和溢流，使火势扩大 2.遇水产生燃烧物的火灾，如金属钾、钠、碳化钙等，不能用水而应用沙土灭火 3.硫酸、盐酸和硝酸引发的火灾，不能用水流冲击，因为强大的水流能使酸飞溅，流出后遇可燃物质，有引起爆炸的危险。酸溅在人身上，能灼伤人 4.电气火灾未切断电源前不能用水扑救，因为水是电导体，容易造成触电 5.高温状态下化工设备的火灾不能用水扑救。以防高温设备退冷水后骤冷，引起形变或爆裂

续表

类型	使用方法
二氧化碳灭火器（MT）	二氧化碳不含水，不导电，所以可以用来扑灭精密仪器和一般电气火灾以及一些不能用水扑灭的火灾。但是二氧化碳不宜用来扑灭金属钾、钠、镁、铝等和金属过氧化物（如过氧化钾、过氧化钠等）、有机过氧化物、氯酸盐、硝酸盐、高锰酸盐、亚硝酸盐、重铬酸盐等氧化剂的火灾
干粉灭火器（MF）	主要成分是碳酸氢钠和少量的防潮剂硬脂酸镁及滑石粉等，用干燥的二氧化碳或氮气作动力，将干粉从容器中喷出，形成粉雾喷射到燃烧区，干粉中的碳酸氢钠受高温作用发生分解，产出大量的二氧化碳和水，水受热变成水蒸气并吸收大量热能，起到一定的冷却和稀释可燃气体的作用。干粉灭火剂不宜用于精密机械、仪器、仪表的灭火，因为在灭火后留有残渣
泡沫灭火剂（MP）	泡沫灭火剂是扑救可燃易燃液体的有效灭火剂，它主要是在液体表面生成凝聚的泡沫漂浮层，起窒息和冷却作用。分为化学泡沫灭火剂、空气泡沫灭火剂、抗溶性泡沫灭火剂、氟蛋白泡沫灭火剂和水成膜泡沫灭火剂等 1. 化学泡沫灭火剂不能用来扑救忌水、忌酸的化学物质和电气设备的火灾 2. 空气泡沫灭火剂（MPE）不适用于扑救醇、酮、醚类等有机溶剂的火灾，对于忌水的化学物质也不适用 3. 抗溶性泡沫不仅可以扑救一般液体烃类的火灾。还可以有效地扑灭水溶性有机溶剂的火灾 4. 氟蛋白泡沫灭火剂适用于较高温度下的油类灭火，并适用于液态下喷射灭火
卤代烷灭火剂（MY）	卤代烷的灭火原理主要是抑制燃烧的连锁反应，它们的分子中含有 1 个或多个卤素原子，在接触火焰时，受热产生的卤素离子与燃烧产生的活性氢基化合，使燃烧的连锁反应停止。此外，它们兼有一定的冷却、窒息作用。卤代烷灭火剂的灭火效率比二氧化碳和四氯化碳要高 我国使用的卤代烷灭火剂主要有 1211（即二氟一氯一溴甲烷，CF_2ClBr）、1202（即二氟二溴甲烷，CF_2Br_2）。卤代烷灭火剂不宜扑灭自身能供氧的化学药品、化学活泼性大的金属、金属的氢化物和能自燃分解的化学药品的火灾 为了保护大气臭氧层，非必要场所不再使用卤代烷灭火器

（二）正确使用灭火器

1. 拔　拔去保险销。

2. 瞄　将喷嘴对准火源。

3. 压　压下鸭嘴阀。

4. 灭　对准火源灭火。

你知道吗

火灾发展过程及防止途径

1. 火灾发展过程　建筑火灾的发展分为初起期、发展期、最盛期、减弱期和熄灭期。

（1）初起期即火灾开始发生的阶段，这一阶段可燃物的热解过程至关重要，主要特征是冒烟、阴燃。

（2）发展期是火势由小到大发展的阶段，主要特征是窜出火苗，轰燃就发生在这一阶段。

（3）最盛期是空气剧烈对流，风助火势，火势强盛，火焰包围可燃物，烈火熊熊。

（4）减弱期是火灾由最盛期开始消减直至熄灭的阶段，熄灭的原因可以是可燃物不足、惰性介质、灭火作用等。由于可燃物、通风等条件的不同，火灾可能达不到最盛期，而缓慢发展后就熄灭了。典型的火灾发展过程如图 2-1 所示。

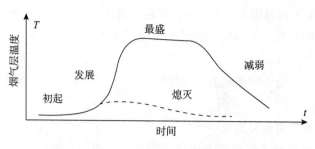

图 2 – 1　火灾发展过程图

2. 火灾防止途径　火灾防止途径一般分为评价、阻燃、火灾探测、灭火等。在工程可行性研究及设计阶段就可以考虑火灾可能的危险，进行安全预评价并指导初步设计（包括耐火等级、安全间距、使用能源的安全要求等）；对已有工程可以进行现状评价，从而确定人员和财产的火灾安全性能；对于工程材料和建筑结构可以进行阻燃处理，降低火灾发生概率和发展速率；一旦火灾发生，要准确、及时发现，并防止误报警；发现火灾后，迅速扑灭火灾；一旦火势进一步扩大，须立即启动事先准备好的火灾事故应急救缓预案。

三、紧急应变及逃生

1. 发生火灾时的应变措施

（1）保持镇静，及时呼叫，协助处理和控制火警现场。

（2）立即电话通知 119，清楚报出火警的具体位置，燃烧物质，火势大小。

（3）在懂得相关灭火知识的前提下，立即利用就近的灭火器材进行扑救。

（4）采取适当措施防止火势蔓延，等待应急人员的支持。

2. 注意事项　从建筑火灾特别是高层建筑火灾案例来看，在大火发生时，烈火并不是强大的敌人，浓烟和惊慌失措才是导致伤亡的原因，据统计，火灾伤亡 80% 以上是这二者造成的。

此外，还要注意以下几点：不要为穿衣服或寻找贵重物品浪费时间；必须看清疏散标志；烟雾中切忌直立行走；不要向狭窄的角落退避；不要乘坐电梯；不要盲目跳楼；不可重返火场；切忌大吵大叫，以免引起慌乱；离开房间时应关好门窗。

3. 初期火灾的扑救　火灾通常都有一个从小到大，逐步发展，直到熄灭的过程。火灾处于初起阶段（即起火的 2~3 分钟）是扑救的最好时机，只要发现及时，用较少的人力和应急消防器材就能将火控制住或扑灭。

（1）家具、被褥、纸张等起火　可用水灭火，用身边可盛水的物品如脸盆等向火焰上泼水，同时把燃烧点附近的可燃物泼湿降温；用附近配置的灭火器进行扑救。

（2）油类、酒精、醋酸正戊酯等液体可燃物起火　可使用任何一种灭火器扑救；可以用锅盖、灭火毯、湿布或沙土覆盖，防止蔓延。

注意事项：不可盲目用水扑救；扑救时防止液体乱溅，扩大火势或烧伤人员。

（3）气体火的扑救 关闭气阀；可用灭火器灭火；可用水灭火；可用灭火毯或浸湿衣被等捂盖灭火。

（4）带电火的扑救 切断电源；可用灭火器灭火；不可用水或带电灭火（非专业人员）。

4. 发生火灾时的自救和逃生

（1）自救 救火时不可贸然开门窗，以免空气对流，加速火势蔓延；室外着火，门已经发烫时，千万不要开门，以防大火窜入室内。要用浸湿的被褥、衣物等堵塞门缝，并泼水降温；身上着火时，来不及脱衣服，可就地打滚，把火压灭。旁边有人，可帮助用水灭火，也可用随手拿到的扫把、衣服等帮助其拍打、覆盖，但不宜用灭火器直接往人身上喷射。

（2）逃生 穿过浓烟逃生时，要尽量使身体贴近地面，并用湿毛巾捂住口鼻；遇火灾时千万不可乘坐电梯，要向安全出口方向逃生；高层逃生，不要自行使用电梯，更不要盲目跳楼，等待消防人员到来；不要留恋室内的财物，已脱离室内火场，千万不要为财物而返回室内；一旦被火围困，要尽快向室外抛掷软物或小物件，夜间可制造手电灯光等发出求救信号，躲避烟火时千万不能钻到床下，橱柜内等；若逃生路线被封锁，应立即返回未着火的室内，或躲在卫生间内，关闭门窗，用被褥、床单等堵住门缝，有条件的可不断向靠近火场的一面门窗洒水降温。

> **请你想一想**
>
> 高楼发生火灾后，该如何自救？

实训二 操作灭火器扑救初期火灾

一、实训目的

1. 会正确使用手提式干粉灭火器和泡沫灭火器。
2. 熟悉灭火器的检查方法。

二、实训原理

干粉灭火器内部装有磷酸铵盐等干粉灭火剂，这种干粉灭火剂具有易流动性、干燥性，由无机盐和粉碎干燥的添加剂组成，主要用于扑救石油、有机溶剂等易燃液体、可燃气体和电气设备的初期火灾，以及某些不宜用水扑救的火灾，但不能扑救金属燃烧引起的火灾。

泡沫灭火器灭火时，能喷射出大量二氧化碳及泡沫，它们能黏附在可燃物上，使可燃物与空气隔绝，达到灭火的目的。普通泡沫灭火器主要用于扑救固体和液体物质引起的火灾；不能扑救水溶性可燃、易燃液体，如醇、酯、醚、酮等物质和带电物质引起的火灾。

三、实训器材

手提式干粉灭火器（图2-2）；泡沫灭火器（图2-3）。

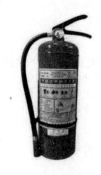
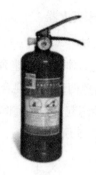

图2-2　手提式干粉灭火器　　　　图2-3　泡沫灭火器

四、实训方法

（一）手提式干粉灭火器

1. 使用方法（图2-4）

（1）手提或肩扛灭火器快速奔赴火场，在距起火点5米左右提起灭火器。在室外使用时，应选择在上风位置喷射。

（2）使用前，先将灭火器摇动数次，使瓶内干粉松散。

（3）拔下保险销，对准火焰根部压下鸭嘴喷射。

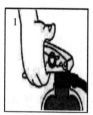
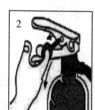
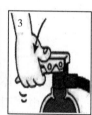
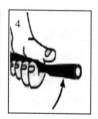

图2-4　手提式干粉灭火器的使用方法

2. 使用注意事项

（1）在灭火过程中，灭火器应始终保持直立状态，不得横卧或颠倒使用，否则灭火器不能喷粉。

（2）干粉灭火器灭火后需注意防止复燃，因为干粉灭火器的冷却作用甚微，在起火点存在炽热物的条件下，灭火后易产生复燃。

3. 压力表检查

（1）干粉灭火器应每个月都进行一次外观检查，主要检查灭火器压力表。

（2）压力表指针指到红色区，表示灭火器内干粉压力小，不能喷出，已经失效，应重新充装干粉。

（3）压力表指针指在绿色区，表示压力正常，可以正常使用。

（4）压力表指针指在黄色区，表示灭火器内的干粉压力过大，可以喷出干粉，但有爆破、爆炸的危险。

（二）泡沫灭火器

1. 使用方法

（1）手提筒体上部快速奔赴火场，这时应注意不得使灭火器过分倾斜，更不可横拿或颠倒，以免两种药剂混合而提前喷出。

（2）在距离起火点 10 米左右，一只手捂住喷嘴，另一只手扶住筒底，将筒体颠倒过来，如图 2-5 所示。

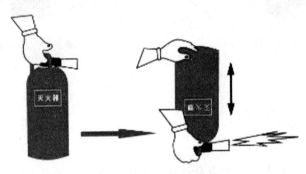

图 2-5 泡沫灭火器倒置

（3）用力上下晃动几下，然后放开喷嘴。

（4）将喷嘴朝向起火点喷射，并不断前进，兜围着火焰喷射，直至将火扑灭。

（5）灭火后将灭火器横卧放在地上，喷嘴朝下。

2. 使用注意事项

（1）只能扑救初起火灾。

（2）适宜扑救木材、纤维、橡胶等固体可燃物火灾和液体火灾。

（3）不能用于扑救酒精、汽油和电气引起的火灾，禁止和水同时使用。

3. 存放和维护

（1）泡沫灭火器存放应选择干燥、阴凉、通风并取用方便之处，不可靠近高温或可能受到曝晒的地方，防止碳酸分解而失效。

（2）冬季采取防冻措施，防止冻结。

（3）应经常擦除灰尘、疏通喷嘴，使之保持通畅。

? 思考题

1. 请查阅资料，写出灭火器的种类及适用范围。

2. 请查阅资料，写出灭火器的检查方法和存放要点。

目标检测

一、选择题

（一）单项选择题

1. 按照燃烧对象，酒精着火属于（　　）类火灾。
   A. A 类　　　　　　B. B 类　　　　　　C. C 类　　　　　　D. D 类

2. 闪点低于 28℃ 的液体引起的火灾属于（　　）类火灾。
   A. 甲类　　　　　　B. 乙类　　　　　　C. 丙类　　　　　　D. 丁类

3. 煤油、松节油、冰醋酸等液体，它们的闪点介于 ≥28℃ 且 <60℃，如果火灾是由于他们直接引起，请问属于（　　）类火灾。
   A. 甲类　　　　　　B. 乙类　　　　　　C. 丙类　　　　　　D. 丁类

4. 建筑物内电气柜发生的火灾是属于（　　）火灾。
   A. C 类火灾　　　　B. D 类火灾　　　　C. E 类火灾　　　　D. F 类火灾

5. 可燃液体的闪点越低，则发生着火的危险性（　　）。
   A. 越小　　　　　　B. 越大　　　　　　C. 无关　　　　　　D. 无规律

6. 生产的火灾危险性分类中，（　　）最危险。
   A. 甲类　　　　　　B. 乙类　　　　　　C. 丙类　　　　　　D. 丁类

7. 因物质本身起化学反应，产生大量气体和高温而发生的爆炸称为（　　）。
   A. 物理爆炸　　　　B. 化学爆炸　　　　C. 粉尘爆炸　　　　D. 核爆炸

8. 液化气钢瓶爆炸属于（　　）。
   A. 物理爆炸　　　　B. 化学爆炸　　　　C. 气体爆炸　　　　D. 固体爆炸

9. 粉尘爆炸属于（　　）。
   A. 物理爆炸　　　　B. 化学爆炸　　　　C. 气体爆炸　　　　D. 固体爆炸

10. 一般认为一种物质的爆炸下限越低就越（　　），爆炸下限与上限之间的范围越大就越（　　）
    A. 危险、危险　　　　　　　　　B. 危险、安全
    C. 安全、危险　　　　　　　　　D. 安全、安全

11. 发生火灾时，拨打火灾报警电话的号码是（　　）。
    A. 119　　　　　　B. 110　　　　　　C. 120　　　　　　D. 138

12. 电器或者线路着火，首先要（　　），不可以用水来灭火。
    A. 逃跑　　　　　　　　　　　　B. 报告组长（经理）
    C. 切断电源　　　　　　　　　　D. 直接用灭火器灭火

13. 燃烧是一种放热发光的（　　）。
    A. 化学反应　　　　　　　　　　B. 物理反应
    C. 光电反应　　　　　　　　　　D. 分解反应

14. 用灭火器灭火时应对着火焰的（　　）喷射灭火剂。

  A. 上部   B. 中部   C. 根部   D. 随意

15. 我国的消防方针是（ ）

  A. 安全第一，预防为主   B. 预防为主，防消结合

  C. 预防为主，防治结合   D. 安全第一，防治结合

16. 森林火警电话是（ ）

  A. 12345   B. 12119   C. 96119   D. 92119

（二）多项选择题

17. 燃烧必须具备的三要素分别是（ ）。

  A. 点火源   B. 可燃物   C. 助燃物   D. 空气

18. 点火源的安全控制的措施主要有（ ）。

  A. 控制明火   B. 高温表面

  C. 摩擦起火   D. 自燃、电火花

19. 工艺安全控制主要包括（ ）。

  A. 危险物质的安全控制   B. 惰性气体保护

  C. 厂区通风置换   D. 自动控制和安全保护装置

20. 常见的防火防爆安全装置主要包括（ ）。

  A. 安全连锁装置   B. 指示信号装置

  C. 紧急泄压装置   D. 阻火装置

21. 穿过浓烟逃生时，用湿毛巾捂住口鼻，下列做法错误的是（ ）。

  A. 站直身体快步穿过浓烟

  B. 尽量使身体贴近地面，快速穿过浓烟

  C. 趴在地面上爬行

  D. 坐电梯出去

22. 不能用水灭火的是（ ）。

  A. 密度小于水和不溶于水的易燃液体引起的火灾

  B. 电气火灾

  C. 与水产生燃烧物的火灾

  D. 高温设备的火灾

二、思考题

1. 在企业生产中，常见的点火源种类有哪些？分别该如何安全控制？

2. 生产中，防火防爆的安全控制要点主要有哪些？

3. 根据灭火原理，灭火方法可以分为哪几类？

书网融合……

e 微课1

e 微课2

划重点

自测题

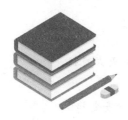

▶▶ 项目三　电气安全与工业防毒

学习目标

知识要求

1. **掌握**　安全用电须知；防雷、防静电的基础知识；毒物进入人体的途径。
2. **熟悉**　电气火灾事故的预防措施；工业防毒基本措施。
3. **了解**　触电事故的主要原因及触电急救。

能力要求

1. 会正确安全用电。
2. 会排查基本的电气火灾隐患。

　　电力是人类目前最重要的能源之一，随着我国经济建设的迅速发展和人民生活水平的不断提高，各种用电设备逐渐增多，对电力的需求量也越来越大。与此同时，因电气线路引发火灾的起数、损失也逐渐增多。因此电气安全问题成为关系到人身安全和设备安全的头等大事。维护电气安全不仅对保障正常的生产和生活秩序具有重要的现实意义，同时已成为维护社会公共安全的重要措施之一。

　　工业中毒，是工业生产过程中由于接触生产性毒物而引起的中毒。冶金、机械、电子、企业、矿业、交通运输、建筑以及军事工业等，在生产过程中往往会使用或产生一些有毒物质，称为生产性毒物或工业毒物，其种类很多，且经常几种毒物同时存在。这些有毒物质在空气中的浓度达到或超过规定高容许浓度时，可使长期接触这些毒物的人们中毒，严重时可造成死亡。

　　有统计资料显示，电力施工与工业中毒中的各种事故原因中，绝大多数是管理者与施工者没有足够的安全意识。所以我们要自觉学习并遵守安全生产操作规程，拒绝违章作业，提升安全意识，保障安全生产。

📖 任务一　用电安全基础知识　微课1

PPT

☞实例分析

　　实例　2008年1月2日，乌鲁木齐市公安消防支队接到报警：乌鲁木齐市德汇国际广场批发市场大楼发生特大火灾。起初，保安人员发现了市场起火，因缺乏应急培训，没有及时拨打"119"报警，使用灭火器自行扑救未果后，又使用室内消火栓扑救，因消火栓无水导致火势迅速蔓延扩大。消防局接到报警后第一时间调集11个现役消防中队，6个大型企业专职消防队，84辆消防车，435名消防官兵赶赴现场进行扑救，随后又调集公安干警538人、武警官兵420人，以及周边城市的消防支队、附近大型企业的消防车辆及人员参加扑救工作。大火燃烧了三十多个小时，此次火灾过火面积达65000平方米，导致1046家商户的财产化为灰烬，火灾财产直接损失约5亿元，其中三名消防官兵因烟气中毒而牺牲。

　　分析　为什么火灾扑救工作如此困难。

　　第一，建筑内部结构复杂，存有大量易燃、可燃商品和货物且德汇国际广场的外墙装饰使用了大量的易燃材料，使火势迅速向四周与高层蔓延。

　　第二，固定灭火设施没有定期维护。

　　第三，工作人员缺乏火灾应急培训，没有及时拨打119，错失灭火良机。

　　第四，工作人员缺乏火灾预防意识。

　　这告诉我们一个道理：安全不是小事，应树立忧患意识，学好安全知识。

一、安全用电要求

1. 安全用电须知

（1）电气操作属特种作业，操作人员必须经培训合格，持证上岗。

（2）非电工不得擅自修理或排除故障，更不得带故障运行。

（3）使用电气设备前必须检查线路、插头、插座、漏电保护装置是否完好。

（4）在操作闸刀开关、磁刀开关时，必须将盖子盖好。

（5）电气设备的外壳应防护性接地或接零，并经常检查，保证连接牢固。

（6）保险丝规格应与电气设备的容量相匹配，严禁随意换大或调小，严禁用铝线、铁线、普通铜线代替保险丝。

（7）使用的行灯要有良好的绝缘手柄和金属护罩。

（8）打扫卫生、擦拭设备时，严禁用水冲洗或用湿布擦拭电气设备，以防发生短路和触电事故。

（9）一般来说，应禁止使用临时线。确需使用时，应经过安装技术部门批准，并采取安全防范措施，要按规定时间拆除。

（10）对容易产生静电火灾、爆炸事故的操作时（如使用汽油洗涤零件、擦拭金属板材等），必须有良好的接地装置，及时消除聚集的静电。

（11）移动某些非固定安装的电气设备，如电风扇、照明灯、电焊灯等，必须先切断电源。导线要收拾好，不得在地面上拖来拖去，以免磨损。导线被物体压住时，不要硬拉，防止将导线拉断。

（12）在雷雨天，不可走进高压电杆、电塔、避雷针的接地导线20米以内，以免发生跨步电压触电。

（13）发生电气火灾时，应立即切断电源，用黄沙、二氧化碳等灭火器材灭火。切不可用水或泡沫灭火器灭火，因为它们有导电的危险。

2. 手持电动工具安全使用须知　手持电动工具在使用中需要经常移动，其振动较大，比较容易发生触电事故，而且这类设备往往是在工作人员紧握之下运行的，因此，手持电动工具比固定设备具有更大的危险性。手持电动工具的安全使用要求如下所述。

（1）安装漏电保护装置，工具的金属外壳应防护接地或接零，配用的导线、插头、插座应符合要求。

（2）导线必须使用绝缘橡胶护套线，禁止用塑料护套线，导线两端要连接牢固，内部接头要正确，中间不能有接头，长度不宜超过 5 米。

（3）首次使用前，应检查外壳、手柄、电源线、插头等是否完好无损，检测接零和绝缘情况，确认无误后才能使用。

（4）遵守安全操作规程，操作者应穿戴好绝缘鞋、绝缘手套等劳动保护用品，并站在绝缘板上操作。

（5）在使用中挪动手持电动工具时只能手提握柄，不得提导线拉扯。

（6）非专职人员不得擅自拆卸和修理工具。

（7）长期搁置不用或受潮的工具在使用前由电工测量绝缘电阻值是否符合要求。

3. 施工现场用电安全须知　与一般工业或居民生活用电相比，施工现场用电具有临时性、露天性、流动性和不可选择性的特点，与一般工业或居民生活用电相比有不同的规范。施工现场的用电注意事项，除前面提到的之外，还应注意以下几点。

（1）搬运钢筋、钢管及其他金属物时，严禁碰到电线。

（2）在架空输电线路附近工作时，应停止输电。不能停电时，应有隔离措施，要保持安全距离，防止碰触。

（3）禁止在电线上挂晒物料。

（4）电线必须架空，不得在地面、施工楼面随意乱扔。若必须通过地面、楼面时应有过路保护，物料、车、人不准压、踏、碾、磨电线。

> **请你想一想**
>
> 如果车间的一个灯泡突然不亮了，更换时有哪些注意事项？

二、电气火灾预防

1. 电气火灾　一般是指由于电气线路、用电设备、器具以及供配电设备出现故障性释放的热能（如高温、电弧、电火花）以及非故障性释放的能量（如电热器具的炽热表面），在具备燃烧条件下引燃本体或其他可燃物而造成的火灾，也包括由雷电和静电引起的火灾。

2. 电气火灾主要原因

（1）电气设备在不正常的运行中。

（2）线路安装不正确。

（3）线路导致的绝缘类型、安装方式不适应环境条件。

（4）接头处接触不良，严重过热，绝缘损坏发生短路。

（5）在断开（或者闭合）刀闸或熔断器熔断时的火花飞溅到易燃物上引起火灾。

（6）变压器油老化变质、过多、过少或内部线圈短路造成油箱爆炸喷油燃烧。

（7）雷击或静电造成火灾爆炸事故。

你知道吗

电气火灾已成为各火灾事故中的首位

电能给人们带来了极大的便利，已成为人们生产生活中最基本和最不可替代的能源。但是，当电能失去控制，就会引发各类电气事故，其中，触电事故是各类电气事故中最常见的事故；同时，也存在电气火灾、电磁伤害等多种事故。

统计资料表明：在工伤事故中，电气事故占很大比例。

以 2018 全国火灾数据统计为例——从起火原因看，因电气引发的火灾占 34.17%，用火不慎引发的占 17.09%，自燃占 5.23%，吸烟占 4.32%，生产作业不慎占 3.42%，放火占 1%，玩火占 0.9%，原因不明确的占 3.12%，其他原因占 14.97%，正在调查的占 15.78%。电气火灾居于首位，成为最大的火灾隐患。

从以上可以看出，做好电气安全防护在安全管理工作中已成为极为重要的任务。

3. 电气火灾事故的预防措施　电气火灾事故的预防措施主要有以下几种：与易燃物保持防火间距；设计合理，安装和使用合格的电气设备和电气线路；定期检查电力线路和用电设备；在易燃、易爆场所使用符合要求的防爆电气。除此之外，还应该做到：

首先，正确选用保护装置。

（1）对正常运行条件下可能产生电热效应的设备采用隔热、散热、强迫冷却等结构，并注重耐热、防火材料的使用。

（2）按规定要求设置包括短路、过载、漏电保护设备的自动断电保护。

（3）根据使用环境和条件正确设计选择电气设备。正确安装电气设备，合理选择安装位置，并且电气设备之间保持必要的防火距离。应保持电气设备的正常运行，做到：①正确使用电气设备，是保

> **请你想一想**
> 为什么电气设备一般设置不会太密集？

持电气设备正常运行的前提；②保持电气设备的电压、电流、温升等不超过允许值；③保持电气设备的绝缘良好，保持电气设备的清洁，保持良好通风。

三、触电事故急救

1. 触电事故的主要原因

（1）缺乏安全用电常识。此类事故多发生在经验不足的工人在操作、移动、清洁电气设备时。如操作手持电动工具时未检查外壳是否带电，不佩戴绝缘手套就使用；搬动设备不切断电源；用非绝缘工具剪带电导线；在未验明是否有电情况下，触摸带电体；用水冲洗电气设备（冲洗地板）；用湿手套触摸或用湿布擦开关、灯头、灯泡；发现有人触电，在未切断电源情况下，用手拉触电者等。

（2）违反操作规程。电气作业人员在操作、修理中不严格遵守操作规程。在高压设备维修中不严格执行"二票一制"（工作票、操作票、监护制度），造成倒闸误操作、提前送电、检修中误触带电部位；在低压设备上带电工作措施不力；使用行灯不用安全电压，而用220V电压；非电工人员乱修理电气设备；使用安全用具事先未检查；电动工具没有接零线，使用时不佩戴防护用具或在雨天露天使用；车间临时线过多，且长期使用。以上这些原因都有可能导致触电事故。

（3）电气设备、线路安装不合格。高、低压线路同杆架设、低压误设高压之上；电气设备不合要求；电动设备接零线不合要求；电气设备裸露无防护；闸刀开关安装倒置或平放；照明线路开关未控制火线；螺口灯头螺口外露并接火线等。

（4）维修不缮。用电、配电设备和电气线路长期不进行检修，以至绝缘损坏、机械磨损、过热；开关、灯头、闸刀破损不检修或更换；熔断丝用铁、铜线替代等。

（5）其他原因。主要是偶然的意外事故，如台风刮断电线、压坏电气设备等。

你知道吗

我国触电身亡统计

当前，技术先进的国家平均每生产30亿度（千瓦时）电，触电死亡1人，而我国约每生产1亿度电就触电死亡1人，安全用电的水平相差几十倍！

据有关安全生产管理部门统计，我国每年因触电身亡的超过8000人，触电死亡占工伤事故死亡率的6%～8%（不包括非生产和农村用电）。

2. 触电者的抢救　抢救触电人员生命最有效的办法就是现场急救。

（1）当发现有人触电时，首先迅速切断电源开关，或用绝缘器具（如干木棒、干衣服、干绳子等）迅速使伤员脱离电线或带电体。如果伤员未脱离电源，则救护人员须借助绝缘的物件掩护（如隔着干衣服等），方可接触伤员的肌体，使伤员脱离电源。

（2）伤员脱离电源以后，如果一度昏迷，但尚未失去知觉，则应使伤员在空气流通的地方静卧休息；如果呼吸暂时停止，心脏暂时停止跳动，伤员尚未真正死亡，或者虽有呼吸，但呼吸比较困难，此时，必须立即用人工呼吸法和心脏按压法进行抢救，千万不能因为要送医院而耽误抢救的最佳时机。

（3）现场的诊断主要是判断是否有颈动脉搏动，是否有呼吸及瞳孔放大的情况。如果颈动脉摸不到搏动，呼吸停止，瞳孔放大，则心跳和呼吸停止的诊断即可成立，应立即进行现场急救。触电事故急救（心肺复苏法）在本书实训四重点介绍，本文不再赘述。

> **请你想一想**
> 为什么电气操作必须严格遵守"烦琐"的操作规程？

（4）特别强调　进行触电抢救的前提条件是作业人员必须经过合格的专业培训后方可进行施救作业。高压触电应第一时间联系当地配电部门首先切断电源再进行施救，切记不得盲目进入高压区抢救患者。

任务二　防雷防静电

微课2

PPT

实例分析

实例　2012 年 12 月，在江苏丹阳某厂浆料车间，工人用真空泵吸醋酸乙烯到反应釜，桶中约剩下 30kg 时，突然发生了爆炸，工人自行扑灭了大火，1 名工人被烧伤。经现场察看，未发现任何曾发生事故的痕迹，电器开关、照明灯具都是全新的防爆电器。吸料的塑料管悬在半空，管子上及附近无接地装置，还有一只底部被炸裂的铁桶。

分析　此次爆炸事故的原因是：

首先，醋酸乙烯的物料在快速流经塑料管道时会产生静电积聚；其次，当塑料管接触到零电位桶时形成高低压电位差放电；最后，产生火花引爆了空气中的醋酸乙烯蒸气。

此案例为较典型的静电事故。看似电击能量不大的静电，也可能会导致巨大的危险。

一、雷电的种类与危害

1. 雷电的种类　雷电是一种自燃现象，分直击雷、电磁脉冲、球形雷、云闪四种。直击雷和球形雷都会对人和建筑造成危害；电磁脉冲主要影响电子设备，主要是受感应作用所致；云闪由于是在两块云之间或一块云的两边发生，所以对人类危害最小。

直击雷是在云体上聚集很多电荷，大量电荷要找到一个通道来泄放，有的时候是一个建筑物，有的时候是一个铁塔，有的时候是空旷地方的一个人，所以这些人或物体都变成电荷泄放的一个通道，就把人或者建筑物给击伤了。直击雷是威力最大的雷电。

你知道吗

雷电的产生

雷电一般产生于对流发展旺盛的积雨云中，因此常伴有强烈的阵风和暴雨，有时还伴有冰雹和龙卷风。积雨云顶部一般较高，可达 20 千米，云的上部常有冰晶。冰晶的凇附，水滴的破碎以及空气对流等过程，使云中产生电荷。云中电荷的分布较复杂，但总体而言，云的上部以正电荷为主，下部以负电荷为主。因此，云的上、下部之间形成一个电位差。当电位差达到一定程度后，就会产生放电，这就是我们常见的闪电现象。闪电的平均电流是 3 万安培，最大电流可达 30 万安培。闪电的电压很高，为 1 亿~10 亿伏特。一个中等强度雷暴的功率可达一千万瓦，相当于一座小型核电站的输出功率。放电过程中，由于闪电通道中温度骤增，使空气体积急剧膨胀，从而产生冲击波，导致强烈的雷鸣。带有电荷的雷云与地面的突起物接近时，它们之间就发生激烈的放电。在雷电放电地点会出现强烈的闪光和爆炸的轰鸣声。这就是人们见到和听到的电闪雷鸣。

2. 雷电的特点

（1）冲击电流大　寻找尖端物体放电，其电流高达几万甚至几十万安培。

（2）能量释放时间短　一般雷击分为三个阶段，即先导放电、主放电和余光放电。整个过程一般不会超过 60 微秒。

（3）雷电流变化梯度大　有的可达 10 千安/微秒。

（4）冲击电压高　强大的电流产生的交变磁场，其感应电压可高达上亿伏。

3. 雷电的危害　雷击是一种自燃灾害，它具有很大的破坏性，雷击能造成电气设备或生产设施的损坏，能造成大规模停电，能引起火灾和爆炸，伤害到人的生命。有关资料表明，全球平均每年因雷电灾害死亡人数超过 3000 人，直接损失 80 亿元。雷电发生时产生的雷电流是主要的破坏源，其破坏作用有因热效应产生的爆炸，固电效应产生的电磁感应如触电以及因机械作用产生的建筑物破坏。生活中各种照明、电讯等设施使用的架空线都可能把雷电引入室内，应严加防范。

> **请你想一想**
> 如何防范威力巨大的雷电呢？

二、常见的防雷装置

防雷装置是指接闪器、引下线、接地装置、电涌保护器（SPD）及其他连接导体的总和。

1. 防雷装置的分类　防雷装置分为两大类——外部防雷装置和内部防雷装置。外部防雷装置由接闪器、引下线和接地装置组成，即传统的防雷装置。内部防雷装置主要用来减小建筑物内部的雷电流及其电磁效应，如采用电磁屏蔽、等电位连接和装设电涌保护器（SPD）等措施，防止雷击电磁脉冲可能造成的危害。

2. 接闪器　是专门用来接受雷闪的金属物体。避雷针、避雷线、避雷网和避雷带都是接闪器，它们都是利用其高出被保护物的突出地位，把雷电引向自身，然后通过引下线和接地装置，把雷电流泄入大地，以此保护被保护物免受雷击。接闪器所用材料应能满足机械强度和耐腐蚀的要求，还应有足够的热稳定性，以能承受雷电流的热破坏作用。

（1）避雷针　一般用镀锌圆钢或镀锌焊接钢管制成。它通常安装在构架、支柱或建筑物上，其下端经引下线与接地装置焊接。由于避雷针高于被保护物，又和大地直接相连，当雷云先导接近时，它与雷云之间的电场强度最大，所以可将雷云放电的通路吸引到避雷针本身并经引下线和接地装置将雷电流安全地泄放到大地中去，使被保护物体免受直接雷击。避雷针的保护范围以它能防护直击雷的空间来表示。避雷针保护范围按 GB50057–1994《建筑物防雷设计规范》规定的方法计算。

（2）避雷线　架设在架空线路的上边，用以保护架空线路或其他物体（包括建筑物）免受直接雷击。由于避雷线既架空又接地，所以又叫作架空地线。避雷线的原理和功能与避雷针基本相同，其保护范围按 GB50057 - 2000《建筑物防雷设计规范》规定的方法计算。

（3）避雷带和避雷网　避雷带和避雷网普遍用来保护较高的建筑物免受雷击。避雷带一般沿屋顶周围装设，高出屋面 100 ~ 150mm，支持卡间距离 1 ~ 1.5m。避雷网除沿屋顶周围装设外，需要时屋顶上面还用圆钢或扁钢纵横连接成网。避雷带和避雷网必须经引下线与接地装置可靠地连接。

3. 引下线　指连接接闪器与接地装置的金属导体，引下线应满足机械强度、耐腐蚀和热稳定的要求。

4. 接地装置　是指埋设在地下的接地电极与由该接地电极到设备之间的连接导线的总称。

5. 避雷器　避雷器并联在被保护设备或设施上，正常时装置与地绝缘，当出现雷击过电压时，装置与地由绝缘变成导通，并击穿放电，将雷电流或过电压引入大地，起到保护作用。过电压终止后，避雷器迅速恢复不通状态，恢复正常工作。避雷器主要用来保护电力设备和电力线路，也用作防止高电压侵入室内的安全措施。避雷器也可以限制内部过电压。避雷器一般与被保护设备并联，且位于电源侧，其放电电压低于被保护设备的绝缘耐压值。

三、静电的产生和预防措施

1. 静电产生　静电是由两种物质相互摩擦而产生的。两种不同的物质相互摩擦时，失去电子的物质带正电得到电子的物质带负电，这种因摩擦而产生的电，叫作静电。另外，当两种物质紧密接触后再分离、物质受压或受热、物质发生电解，以及物质受到其他带电体的感应等，也可能产生静电。

在日常生活中常见的静电现象有以下几种。

（1）使用皮带将动力传送给生产机械，当传动皮带在金属滑轮上滑动时，皮带和金属滑轮之间发生摩擦而产生静电。在金属滑轮上产生的电荷，可以很迅速地经过机身而导入地中，但是在皮带上产生的电荷，由于皮带是绝缘体，所以长期停留在它的表面，并逐渐积累，形成高电位，产生放电现象。

（2）在吸取、灌注和储运易燃液体（汽油、酒精）过程中，易燃液体和金属管摩擦会产生静电，静电压可达几千伏，当电压达到 300V 以上时，就可能使汽油蒸汽发生爆炸，所以这种静电是非常危险的。

（3）粉尘在空间浮动时和空气相互碰撞摩擦，就会产生静电，当静电电位达到一定限度，而附近又有接地金属体时，就会出现放电而引起火灾和爆炸。尤其是在炎热的干燥季节，如室内温度过高、湿度又很低时，静电放电最容易发生。

（4）运送汽油的汽车在开动时，油箱里的汽油不停地晃动，汽油和油箱壁发生冲撞和摩擦，产生静电，使油箱产生许多电荷而带电。而汽车的轮胎是绝缘的，于是这些电荷就在油箱上积聚起来，积聚多了就会产生火花，引起汽油爆炸。

（5）当人体与大地绝缘时，由于衣料（涤纶纤维布料等）与人体或其他物体（人造革皮椅等）发生摩擦，人体可带静电。此外，人体因静电感应也会带上静电。

> **请你想一想**
> 避雷针为什么要安装在建筑物体顶层？

（6）飞机飞行时，与空气流摩擦，也可产生高达数万伏的静电电压。

2. 静电的危害 足够量的静电会使局部电场强度超过周围介质的击穿场强而产生火花，如果现场有爆炸性混合物而且浓度已达爆炸极限，这时火花就会引起爆炸事故和火灾事故。虽然静电能量较小，静电电击一般不会直接造成人身伤害，但可能引起二次伤害。在生产过程中，往往会由于静电作用影响生产和产品质量。

3. 静电的预防措施 静电防护一方面是控制静电的产生，另方面是防止静电的积累，主要有以下几种方法。

（1）**静电控制法** 如皮带传动的生产机械，保持传动皮带的正常拉力，防止打滑；齿轮传动的生产机械，使齿轮接触灵活，减少摩擦；灌注液体的管道伸至容器底部或紧贴侧壁，避免液体冲击和飞溅；降低气体、液体或粉尘物质的流速等。

（2）**自然泄漏法** 使静电从带电体上自行消散。如易于产生静电的机械零件尽可能采用导电材料制造，必须使用橡胶、塑料和化纤时，可在加工工艺或配方中适当改变其成分，例如掺入导电添加剂炭墨、金属粉末、导电杂质等材料；在绝缘材料的表面喷涂金属粉末或导电漆，形成导电薄膜；在不影响产品质量的情况下，适当提高空气的相对湿度，物质表面吸湿后，导电性增加，这样可以加速静电的自燃泄露。

（3）**静电中和法** 静电中和法是利用极性相反的电荷中和（消除）静电的方法。其方法有如下几种：①根据不同物质相互摩擦能产生不同极性的静电的原理，对生产过程中能产生静电的机械零件进行适当的选择和组合，使摩擦产生的正、负电荷在生产过程中自行中和，破坏其静电积累的条件。②向粉尘物质输送管道中喷入"离子风"，中和静电电荷，防止爆炸。

（4）**防静电接地** 生产设备的金属管道的接地线采用防静电接地后能有效防止静电积累。如用非导电材料制作的管道，必须在管外或管端缠绕铜丝或铝丝，铜丝或铝丝的末端应可靠地固定在金属管道上，并与接地系统可靠连接。

> **请你想一想**
> 防雷装置和防静电装置有哪些异同？

任务三 工业防毒

📱 微课3

PPT

实例分析

实例 某药企在对停产残留物料处置过程中，西咪替丁二缩物离心分离岗位发生一起作业人员较长时间接触有毒物质导致的中毒窒息事故，造成2人死亡。

经记者调查，事故存在赶工期组织生产（处置）、习惯性违反作业规程和不佩戴劳动防护用品、安全培训教育不到位等违法违规行为以及安全管理不到位、安全巡查不及时等突出问题。

分析　该制药企业之所以会发生工人长时间接触有毒物质而中毒的事故原因。

第一，企业赶工期组织生产，工人接触有毒物质时间长。

第二，工人未佩戴劳动防护用品，直接吸入了有毒物质。

第三，企业安全培训教育与管理不到位，安全意识淡薄，违反作业规程。

第四，安全巡查不及时，未能及时发现工人中毒异常。

一、工业毒物的分类与毒性指标

1. 工业毒物的概念　当有些物质进入机体并积累到一定量时，就会与机体组织和体液发生生物化学或生物物理学作用，扰乱或破坏机体的正常生理功能，进而引起暂时性或永久性的病变，甚至危及生命，这些物质称为毒性物质。工业生产过程中接触到的毒物主要是化学物质，称为工业毒物或生产性毒物。

2. 工业毒物的分类　工业毒物分类方法很多，有的按毒物来源分，有的按进入人体途径分，有的按毒物作用的靶器官分类。目前最常用的分类方法是按化学性质及其用途相结合的分类方法。一般分为：

（1）金属、非金属及其化合物，这是最多的一类；

（2）卤族及其无机化合物，如氟、氯、溴、碘等；

（3）强酸和强碱物质，如硫酸、硝酸、盐酸、氢氧化钠、氢氧化钾、氢氧化铵等；

（4）氧、氮、碳的无机化合物，如臭氧、氮氧化物、一氧化碳、光气等；

（5）窒息性惰性气体，如氦、氖、氩、氮等；

（6）有机毒物，按化学结构又分为脂肪烃类、芳香烃类、卤代烃类、氨基及硝基烃类、醇类、醛类、酚类、醚类、酮类、酰类、酸类、腈类、杂环类、羰基化合物等；

（7）农药类，包括有机磷、有机氯、有机汞、有机硫等；

（8）染料及中间体、合成树脂、橡胶、纤维等。

按毒物的作用性质可分为：刺激性、腐蚀性、窒息性、麻醉性、溶血性、致敏性、致癌性、致突变性等。

按损害的器官或系统（靶器官）可分为：神经毒性、血液毒性、肝脏毒性、肾脏毒性、全身毒性等毒物。有的毒物具有两种作用，有的具有多种作用或全身性作用。

3. 工业毒物的毒性指标　毒性是用来表示毒性物质的剂量与毒害作用之间关系的一个概念。在实验毒性学中，经常用到剂量—作用关系和剂量—响应关系两个概念。

剂量—作用关系：是指毒性物质在生物个体内所起作用与毒性物质剂量之间的

关系。

剂量—响应关系：是指毒性物质在一组生物体中产生一定标准作用的个体数，即产生作用的百分率与毒性物质剂量之间的关系。

常用于评价毒性物质急性、慢性毒性的指标有以下几种。

（1）绝对致死剂量或浓度（LD_{100} 或 LC_{100}）　　是指引起全组染毒动物全部（100%）死亡的毒性物质的最小剂量或浓度。

（2）半数致死剂量或浓度（LD_{50} 或 LC_{50}）　　是指引起全组染毒动物半数（50%）死亡的毒性物质的最小剂量或浓度。

（3）最小致死剂量或浓度（MLD 或 MLC）　　是指全组染毒动物中只引起个别动物死亡的毒性物质的最小剂量或浓度。

（4）最大耐受剂量或浓度（LD_0 或 LC_0）　　是指全组染毒动物全部存活的毒性物质的最大剂量或浓度。

（5）急性阈剂量或浓度（LMTac）　　是指一次染毒后，引起试验动物某种有害作用的毒性物质的最小剂量或浓度。

（6）慢性阈剂量或浓度（LMTcb）　　是指长期多次染毒后，引起试验动物某种有害作用的毒性物质的最小剂量或浓度。

（7）慢性无作用剂量或浓度　　是指在慢性染毒后，试验动物未出现任何有害作用的毒性物质的最大剂量或浓度。

你知道吗

各毒性指标之间的关系

毒性物质对试验动物产生同一作用所需要的剂量，会由于动物种属或种类、染毒的途径、毒物的剂型等条件不同而不同。除用试验动物死亡表示毒性外，还可以用机体的其他反应，如引起某种病理变化来表示。例如，上呼吸道刺激、出现麻醉以及某些体液的生物化学变化等。阈剂量或浓度表示的是能引起上述变化的毒性物质的最小剂量或浓度。于是，就有麻醉阈剂量或浓度、上呼吸道刺激阈剂量或浓度、嗅觉阈剂量或浓度等。

致死浓度和急性阈浓度之间的浓度差距，能够反映出急性中毒的危险性，差距越大，急性中毒的危险性就越小。而急性阈浓度和慢性阈浓度之间的浓度差距，则反映出慢性中毒的危险性，差距越大，慢性中毒的危险性就越大。而根据嗅觉阈或刺激阈，可估计工人能否及时发现生产环境中毒性物质的存在。

请你想一想

在注射麻醉药品时，药物的用量与麻醉阈剂量有何关系？

二、制药企业常见的工业毒物

1. 一氧化碳中毒

（1）一氧化碳中毒的常见原因　工业上炼钢、炼焦、烧窑等在生产过程中炉门或窑门关闭不严，煤气管道漏气，都可逸出大量的一氧化碳。

（2）一氧化碳中毒的症状　一氧化碳由呼吸道侵入人体后，比氧更容易和血红蛋白结合，导致严重缺氧。轻度中毒时常出现头痛、恶心、呕吐、心悸、乏力嗜睡等，若吸入过量的一氧化碳，则意识模糊、大小便失禁、昏迷乃至死亡。

（3）一氧化碳中毒的预防措施　经常监测一氧化碳浓度变化；定期检修煤气设备；一氧化碳生产过程要加强密闭通风；进入危险区域要佩戴必须的防护用品（如防毒面具）；操作后，应立即离开，并适当休息。

2. 苯中毒

（1）苯中毒的常见原因　苯是常用的溶剂和企业原料，主要用于皮革、橡胶、涂料、制鞋、制药、印染等行业。

（2）苯中毒的症状　短期内吸入高浓度苯蒸气后出现头晕头痛、恶心、呕吐、兴奋、步态蹒跚等酒醉样状态，可伴有黏膜刺激症状。长期接触低浓度的苯可引起慢性苯中毒，出现造血功能障碍，发生全血细胞减少和再生障碍性贫血以及白血病。

（3）苯中毒的预防措施　加强宣传教育，使企业领导和工人充分认识苯的危害和中毒的可防性；在无法免除高浓度苯存在的场所，如处理事故、检修管道时，必须佩戴有效的防毒口罩或送风面罩，以免毒气吸入；苯的制取及以苯为原料的工业，应尽量做到生产过程密闭化、自动化，防止管道跑、冒、滴、漏；加强有毒场所空气中苯浓度检测，发现超标后，立刻处理。

> **请你想一想**
> 为什么制药企业需要设置工业毒物的安全警示？

三、防毒措施与急性中毒现场急救

1. 以无毒低毒的物料代替有毒高毒的物料　在生产过程中，使用的原材料和辅助材料应尽量采用无毒、低毒材料，以代替有毒、高毒材料，尤其是以无毒材料代替有毒材料，这是从根本上解决毒物对人体危害的好方法。

2. 改革工艺　是在选择新工艺或改造旧工艺时，尽量选用那些在生产过程中不产生（或少产生）有毒物质，或将这些有毒物质消灭在生产过程中的工艺路线。在选择工艺路线时，要把有毒无毒作为权衡选择的重要条件，还要把此工艺路线中所需的防毒措施费用纳入技术经济指标中去。例如改用隔膜法电解代替水银电解，从而消除了汞害。

3. 生产设备的管道化、密闭化以及操作的机械化　要达到有毒物质不散发、不外逸，关键在于生产设备本身的密闭程度以及投料，出料，物料的输送、粉碎、包装等生产过程中各环节的密闭程度。

生产条件允许时也可使设备内部保持负压状态，以达到有毒物质不外逸。

对气体、液体多采用管道、泵、高位槽、风机等作为投料、出料、输送的设施。对固体则可采用气力输送、软管真空投料，星形锁气器、翻板式锁气器出料等。

以机械化操作代替手工操作，可以防止毒物危害，降低劳动强度。

4. 隔离操作和自动控制　由于条件的限制，不能使有毒物质的浓度降低到国家卫生标准时，可以采用隔离操作措施。隔离操作就是把工人与生产设备隔离开来，使生产工人不会被有毒物质或有害的物理因素所危害。隔离的方法有两种：一种是将全部或个别毒害严重的生产设备放置在隔离室内，采用排风方法使室内保持负压状态，使有毒物质不能外逸；另一种是把工人的操作地点放在隔离室内，采用送风的办法，将新鲜空气送入隔离的操作室内，保持室内正压。先进、完善的隔离操作，必须要有先进的自动控制设备和指示仪的配合，才能搞好防毒措施。

5. 急性中毒的抢救

（1）切断毒源，使毒物不再继续扩散。如关闭阀门、停止送气、停车、抢修漏气设备。逸散在车间空气中的毒物尽快通风排毒，或用风机吹散稀释或中和处理。进入毒物污染区抢修漏气设备的人员必须佩戴合适的防毒面具（供氧式防毒面具）和防护衣服、手套、胶靴（防酸、碱）等。

（2）尽快将中毒者撤离现场，抢救时禁止单人作业，以确保抢救人员的安全。禁止无防护的人员进入中毒现场抢救，避免把一般中毒事故变成恶性中毒事故。

（3）将中毒人员移至新鲜空气处，松开衣扣和腰带，清除口腔异物，维持呼吸道通畅，注意保暖。中毒者的衣服被污染时要脱掉，皮肤有污染时，要及时用清水冲洗5～10分钟以上（用温水、肥皂水冲洗效果更好）。酸、碱溅入眼内的更要长时间冲洗。吸入口内或误服毒物的人员，应饮300～500ml清水或1∶5000高锰酸钾溶液，然后刺激咽部（舌根）催吐。重复多次，直至洗净。

> **请你想一想**
>
> 制药生产中需要操作有毒溶剂时，应注意哪些事项？

（4）中毒者如呼吸或心跳停止，要就地进行人工呼吸或心脏胸外按压术（不要轻易放弃，要连续做2个小时以上），或边抢救边转运至医院救治。

实训三　触电事故急救

一、实训目的

1. 能按要求完成胸外心脏按压术。

2. 能按要求完成口对口人工呼吸术。

3. 熟练掌握人工呼吸和胸外按压联合救护的方法。

二、实训原理

发生触电事故后，可能引起心脏骤停。心脏骤停是指心脏射血功能的突然终止，大动脉搏动与心音消失，全身组织细胞严重缺血、缺氧，导致生命终止。心脏骤停一旦发生，如果得不到及时地抢救复苏，4~6分钟后会造成大脑和其他人体重要器官组织的不可逆损害，因此心脏骤停后的心肺复苏（cardiopulmonary resuscitation，简称CPR）必须在现场立即进行，及时采取正确有效的复苏措施，为进一步抢救直至挽回生命赢得最宝贵的时间。

若呼唤患者无回应，压迫眶上、下无反应，即可确定患者已处于昏迷状态。再注意观察患者胸腹部有无起伏呼吸运动。如触颈动脉和股动脉无搏动，心前区听不到心跳，可判定患者已有心跳骤停，应立即组织实施心肺复苏（图3-1）。

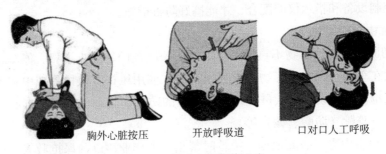

胸外心脏按压　　　　开放呼吸道　　　　口对口人工呼吸

图3-1　徒手心肺复苏手法

三、实训器材

高级全自动电脑心肺复苏模拟人（图3-2）；75%乙醇；消毒湿巾。

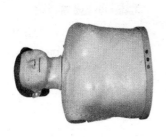 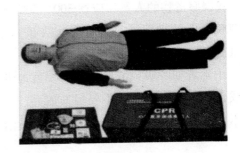

图3-2　高级全自动电脑心肺复苏模拟人

四、实训方法

（一）脱离电源

1. 脱离低压电源的方法

（1）迅速切断电源，如就近拉开电源开关，拔除电源插头等。

（2）用带有绝缘柄的利器切断电源线。

（3）找不到开关或插头时，用干燥的木棒、竹竿等绝缘体将电线拨开。

（4）用干燥的木板垫在触电者的身体下面，使其与地绝缘。

2. 脱离高压电源的方法

（1）如遇高压触电事故，应立即通知有关部门停电。

（2）用适合该电压等级的绝缘工具解脱触电者。在解救过程中应注意保持自身与周围带电部分之间的安全距离。

（二）判定触电伤员的意识、呼吸和心跳情况

1. 触电伤员神志清醒

（1）使触电伤员就地躺平。

（2）严密观察，伤员暂时不站立或走动。

2. 触电伤员神志不清

（1）使触电伤员就地仰卧于地面躺平，并用 5 秒时间，呼叫伤员或轻拍其肩部，以判定伤员是否意识丧失。禁止摇动伤员头部。

（2）触电伤员如意识丧失，应在 10 秒内用看、听、试的方法，判定伤员呼吸和心跳情况。

① 看——看伤员的胸部、腹部有无起伏动作。

②听——用耳贴近伤员的口鼻处，听有无呼气声音。

③试——试测伤员口鼻有无呼气的气流，再用手指轻按一侧颈动脉，判断有无搏动。

④若看、听、试之后患者既无呼吸又无颈动脉搏动，可判定呼吸、心跳停止。

（3）需要抢救的伤员，应立即就地坚持正确抢救，并尽快拨打急救电话。

（三）徒手心肺复苏

1. 开放气道

（1）触电伤员呼吸停止时，重要的是确保气道畅通。若发现伤员口腔内有异物，将其身体和头部同时侧翻，迅速用一个手指从口角处取出异物。

（2）触电伤员无颈椎损伤的，可选用仰头举颏法开放气道（图 3 – 3）。急救者将一手掌小拇指侧置于伤员前额，下压使其头部后仰；另一手的示指和中指置于靠近颏部的下颌骨下方，将颏部向前抬起，帮助头部后仰，气道开放。必要时拇指可轻牵下唇，使口微微张开。严禁垫高伤员头部，头部抬高前倾会加重气道阻塞。

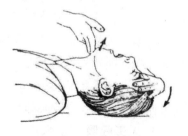

图 3 – 3 仰头举颏法

2. 胸外心脏按压术 心脏骤停应立即实施胸外按压术进行抢救（图 3 – 4）。

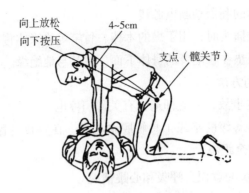

图 3-4　胸外心脏按压示意图

（1）按压体位　若伤员为俯卧位，急救者先跪于伤员一侧肩颈部位，将其上肢向头部方向伸直，然后将离急救者远的一侧小腿放在近的小腿上，双腿交叉。再用一只手托住伤员的头颈后部，另一只手托住伤员远端的腋下，使头、劲、肩、躯干呈一整体同时翻转成仰卧位。最后，将伤员双臂放回身体两侧。伤员仰卧于平地上，松解衣领和裤带，暴露胸部。急救者跪于伤员右侧，膝盖分开，与肩同宽，贴近伤员。

（2）按压部位　正确的按压位置是保证胸外按压效果的重要前提。选择胸骨中下1/3 的交界处为按压点，即两乳头连线中点。

（3）按压姿势　正确的按压姿势是达到胸外按压效果的基本保证。急救者的两肩位于伤员胸骨正上方，两臂伸直，肘关节固定不屈，两手掌根相叠，手指翘起，不按触伤员胸壁。以髋关节为支点，利用上身的重力，垂直将正常成人胸骨压陷3～5cm。按压至要求程度后，立即全部放松，但放松时急救者的掌根不得离开伤员胸壁。按压有效的标志是按压过程中可以触及颈动脉搏动。

（4）按压频率　胸外按压要以均匀速度进行，至少100 次/分钟，不超过120 次/分钟，每次按压和放松的时间相等。胸外按压与口对口人工呼吸同时进行。根据最新心肺复苏指南，无论单人抢救还是双人抢救，每按压30 次后吹气2 次，即按压和通气比为30：2，反复进行，五组为一个循环。

（5）抢救过程中的再判定　按压吹气1 分钟后，应用看、听、试方法在5～7 秒时间内检查伤员呼吸和心跳是否恢复。若判定颈动脉已有搏动但无呼吸，则暂停胸外按压，而进行2 次口对口人工呼吸，接着每5 秒吹气一次。若脉搏和呼吸均未恢复，则继续进行心肺复苏法抢救。

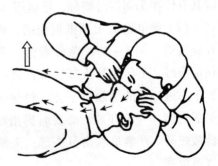

图 3-5　口对口人工呼吸

3. 人工呼吸　多采用口对口人工呼吸（图3-5）。在保持伤员气道开放的同时，捏住伤员鼻翼，急救者深吸一口气后，与伤员口对口紧合，在不漏气的情况下，先连续大口吹气两次，每次1～1.5 秒。如两次吹气后试测颈动脉仍无搏动，判定心跳已经停止，要立即同时进行胸外按压。除开始时大口吹气两次外，正常口对口呼吸的气量不需过大，以免引起胃膨胀，吹气和放松时要注意伤员胸部应有起伏的呼吸动作，吹气时如有较大阻力，可能是头部后仰不够，应及时纠正。触电伤员如牙关紧闭，可口对鼻人工呼吸。口对鼻人工呼吸吹气时，要将伤员嘴唇紧闭，防止漏气。

实训时填写考核实验数据记录表（表3–1、表3–2），由实训老师判定"抢救结果"。

表3–1　单人考核实验数据记录表

考核次数	设定频率	设定时间	吹起次数		压胸次数		实际时间	抢救结果
			成功	失败	成功	失败		
1								
2								
3								

表3–2　双人考核实验数据记录表

考核次数	设定频率	设定时间	吹起次数		压胸次数		实际时间	抢救结果
			成功	失败	成功	失败		
1								
2								
3								

? 思考题

请查阅资料，写出触电事故急救与溺水事故急救的区别。

目标检测

一、选择题

（一）单项选择题

1. 当发现有人触电时，首先应该（　　　）。

　　A. 做人工呼吸　　　　　　　　　B. 等待救护车的到来

　　C. 迅速切断电源　　　　　　　　D. 前去拍拍他的脸

2. 人体某一部分介于同一电源两相带电体之间并构成回路所引起的触电是（　　　）。

　　A. 单相触电　　　　　　　　　　B. 两相触电

　　C. 跨步电压触电　　　　　　　　D. 接触电压触电

3. 我们帮触电者脱离电源时，可以（　　　）。

　　A. 做好绝缘措施后，单手施救

B. 随便捡根棍子做救护工具

C. 直接用手拉开触电者

D. 发现心脏骤停，即停止抢救

4. 我国民用电压的安全值是（　　）。

    A. 220V   B. 36V   C. 180V   D. 380V

5. 车间内进行设备作业时，采用的安全电压为（　　）。

    A. 12V   B. 36V   C. 42V   D. 48V

6. 下列选项中，哪些是常见的导体（　　）。

    A. 玻璃   B. 盐酸溶液   C. 陶瓷   D. 空气

7. 金属梯子不适于以下什么工作场所（　　）。

    A. 坑穴或密闭场所   B. 有触电机会的工作场所

    C. 高空作业   D. 仓库

8. 主要影响电子设备正常使用的是（　　）。

    A. 直击雷   B. 感应雷   C. 球型雷   D. 云闪

9. 利用其高出被保护物的突出地位，把雷电引向自身的防雷装置是（　　）。

    A. 接地装置   B. 接闪器   C. 空气开关   D. 引下线

10. 主要用于架空输电线路保护的防雷装置是（　　）。

    A. 避雷网   B. 避雷带   C. 避雷线   D. 避雷针

11. 在绝缘材料的表面喷涂金属粉末或导电漆，形成导电薄膜防雷的方法属于（　　）。

    A. 自然泄露法   B. 防静电接地   C. 静电中和法   D. 静电控制法

12. 避雷针属于（　　）。

    A. 引下线   B. 接闪器   C. 接地装置   D. 避雷网

13. 雷电发生时，主要的破坏源是（　　）。

    A. 雷电流   B. 闪光   C. 雷声   D. 高温

14. 向粉尘物质输送管道中喷入"离子风"的防静电的方法属于（　　）。

    A. 自然泄露法   B. 静电接地法   C. 静电中和法   D. 静电控制法

15. 半数致死剂量的表示符号是（　　）。

    A. LD_{100} B. LC_{50}

    C. LD_{50} D. $LD_{0.5}$

16. 神经毒性、血液毒性、肝脏毒性等是按照（　　）分类的。

    A. 毒物来源   B. 化学性质   C. 作用靶点   D. 物理性质

17. 慢性阈剂量或浓度是（　　）染毒后，引起试验动物某种有害作用的毒性物质的最小剂量或浓度。

    A. 长期多次   B. 一次   C. 三次   D. 每天

18. 急性阈浓度和慢性阈浓度之间的浓度差距越大，慢性中毒的危险性就越

（   ）。

  A. 大   B. 小   C. 不变   D. 无法确定

19. 紧急抢救时，胸外按压要以均匀速度进行，这个频率是（   ）。

  A. 60～80 次/分   B. 30～60 次/分

  C. 100～120 次/分   D. 120～150 次/分

20. 在含苯浓度较高的管道检修时，应该佩戴（   ）。

  A. 一次性医用口罩   B. N95 口罩

  C. 专业防毒面罩   D. 头盔

（二）多项选择题

21. 人触电后的主要症状有（   ）。

  A. 昏迷   B. 呼吸中断   C. 神经麻痹   D. 口吐白沫

22. 电气火灾的主要原因有（   ）。

  A. 线路安装不正确   B. 接头处接触不良

  C. 雷击   D. 使用绝缘材料

23. 最容易发生触电事故的是（   ）。

  A. 用湿手触摸开关   B. 用水清洗在使用的电视

  C. 靠着变压器休息   D. 躺在床上玩手机

24. 下列哪项是雷电的危害（   ）。

  A. 设备损坏 B. 火灾爆炸   C. 人体触电   D. 光污染

25. 雷电的破坏效应主要包括（   ）。

  A. 电效应   B. 机械效应

  C. 霍尔效应   D. 热效应

26. 以下哪种方式能够产生静电（   ）。

  A. 物质受压或者受热   B. 物质发生电解

  C. 摩擦   D. 接地

27. 关于毒性物质描述正确的有（   ）。

  A. 能扰乱或破坏机体的正常功能

  B. 可能引起暂时的病变

  C. 可能引起永久的病变

  D. 毒性物质就是毒品

28. 下列不是卤族元素的有（   ）。

  A. 氟   B. 硅   C. 碘   D. 氯

29. 关于人工呼吸描述恰当的是（   ）。

  A. 须保持伤员气道开放

  B. 吹气时有较大阻力，可能是头部后仰不够

  C. 如果伤员牙关紧闭，可口对鼻人工呼吸

　　　D. 应该大力吹气

30. 有关胸外心脏按压法描述正确的有（　　　）。

　　　A. 按压部位为两乳头连线中点

　　　B. 垂直将正常成人胸骨压陷 3~5cm 为按压有效深度

　　　C. 胸外按压与人工呼吸需同时交替进行

　　　D. 若脉搏和呼吸均未恢复，则放弃治疗

二、思考题

1. 请你说一说，在医药企业生产中可能引发触电事故的原因有哪些？

2. 请你说一说，避雷器为什么是并联在被保护设备或设施上的？

3. 请你说一说，实施心肺复苏时有哪些注意事项？

书网融合……

  微课1　 微课2　 微课3　 划重点　 自测题

项目四 危险化学品、特种设备和特殊作业的安全管理

学习目标

知识要求

1. **掌握** 危险化学品的分类；压力容器的分类与使用要求；常见特殊作业种类及分级。

2. **熟悉** 危险化学品的贮存与使用；压力容器的主要附件与安全操作；常见特殊作业安全措施。

3. **了解** 危险化学品安全管理；气瓶的安全使用；特殊作业发生事故应急处置。

能力要求

1. 会应用安全技术说明书掌握相关安全信息用于使用和贮存危险化学品；落实不同的特殊作业的安全措施。

2. 会应用发生危险化学品引起的事故教训判断作业许可要求或进行应急处置。

3. 会应用检查安全附件、气瓶的完好性。

制药企业生产中使用化学品的品种、数量在迅速增加，确实极大地改善了药品质量和丰富药品的种类。但是不少化学品其固有的易燃、易爆、有毒、有害、有腐蚀性的危险特性也给生产和生活带来了一定的威胁。因为药品生产过程大部分是在高温、加压、低温、负压条件下在特定的设备中进行，如遇特殊情况如设备故障、物料泄漏、需要检修维护等，稍有不慎或防护不当就容易发生事故。因此，了解并掌握危险化学品、特种设备和特殊作业的安全管理是非常有必要的。

任务一 危险化学品安全管理

 微课

PPT

实例分析

实例 2015年8月12日晚，位于天津市滨海新区天津港的瑞海公司危险化学品仓库发生火灾爆炸事故，本次事故造成165人遇难、8人失踪、798人受伤，304幢建筑物、12428辆商品汽车、7533个集装箱受损。

分析 危化品仓库发生火灾爆炸造成人员死亡事故的原因。

第一，瑞海公司危险品仓库运抵区南侧集装箱内的硝化棉由于湿润剂散失出现局部干燥，在高温（天气）等因素的作用下加速分解放热，积热自燃，引起相邻集装箱

内的硝化棉和其他危险化学品长时间大面积燃烧，导致堆放于运抵区的硝酸铵等危险化学品发生爆炸。

第二，严重违反天津市城市总体规划和滨海新区控制性详细规划，违法建设危险货物堆场，违法经营、违规储存危险货物，安全管理极其混乱，安全隐患长期存在。

第三，危险化学品事故处置能力不强，天津市公安消防部队也缺乏处置重大危险化学品事故的预案以及相应的装备，天津市政府应急处置工作应对不妥。

瑞海公司长时间违法违规经营，有关政府部门在瑞海公司经营问题上存在一再违法违规审批、监管失职现象，最终导致天津港"8·12"事故的发生，造成严重的生命财产损失和恶劣的社会影响。

一、危险化学品的概述

危险化学品是指具有毒害、腐蚀、爆炸、燃烧、助燃等性质，对人体、设施、环境具有危害的剧毒化学品和其他化学品。

1. 危险化学品分类　根据国家标准《化学品分类和危险性公示通则》（GB13690 - 2009），危险化学品分为 3 大类，28 个大项和 81 个小项。3 大类分别是理化危险、健康危险和环境危险。理化危险又分为爆炸物、易燃气体、易燃气溶胶、氧化性气体、压力下气体、易燃液体、易燃固体、自反应物质或混合物、自燃液体、自燃固体、自燃物质和混合物、遇水放出易燃气体的物质或混合物、氧化性气体、氧化性固体、有机过氧化物、金属腐蚀剂 16 个大项。健康危险又分为急性毒性、皮肤腐蚀/刺激、严重眼损伤/眼刺激、呼吸或皮肤过敏、生殖细胞致突变、致癌性、生殖毒性、特异性靶器官系统毒性的一次接触、特异性靶器官系统毒性的反复接触、吸入危险 10 个大项。环境危险又分为危害水生环境、危害臭氧层 2 个大项。每个大项根据理化参数、反应程度、发生事故后造成的后果程度等因素进一步细分了 81 个小项。

> **请你想一想**
> 用于疫情消毒的酒精是否属于危险化学品？

2. 危险化学品安全标签　危险化学品的标签是用文字、图形符号和编码的组合形式表示化学品所具有的危险性和安全注意事项。《化学品安全标签编写规定》（GB15258 - 2009）对危险化学品安全标签的内容、格式和制作等事项进行了要求，具体内容如下。

（1）名称　用中英文分别标明危险化学品的通用名称。名称要求醒目清晰，位于标签的正上方。

（2）分子式　可用元素符号和数字表示分子中各原子数，居名称的下方。若是混合物此项可略。

（3）化学成分及组成　标出化学品的主要成分和含有的有害成分、含量和浓度。

（4）编号　应标明联合国危险货物运输编号和中国危险货物运输编号，分别用 UN No. 和 CN No. 表示，比如 UN No.：3082 表示乙醇 C6 - C17（支链烃基）聚乙烯（3 -

6）乙氧基化物。

（5）标志 采用联合国《关于危险货物运输的建议书》和《常用危险化学品的分类及标志》（GB13690－2009）规定的符号。每种化学品最多可选用两个标志。标志符号居标签右边。

（6）警示词 根据化学品的危险程度，分别用"危险""警告""注意"三个词进行危害程度的警示。当某种化学品具有两种及两种以上的危险性时，用危险性最大的警示词。警示词一般位于化学品名称下方，要求醒目、清晰。

（7）危险性概述 简要概述化学品燃烧爆炸危险特性、健康危害和环境危害。说明要与安全技术说明书的内容相一致。居于警示词下方。

（8）安全措施 表述化学品在其处置、搬运、储存和使用作业中所必须注意的事项和发生意外时简单有效的救护措施等，要求内容简明扼要、重点突出。

（9）灭火 若化学品为易（可）燃或助燃物质，应提示有效的灭火剂和禁用的灭火剂以及灭火注意事项。

（10）批号 注明生产日期和生产班次。

（11）提示向生产销售企业索取安全技术说明书。

（12）生产企业名称、地址、邮编、电话。

（13）应急咨询电话 填写化学品生产企业的应急咨询电话和国家化学事故应急咨询电话。

3. 化学品安全技术说明书 化学品安全技术说明书是关于危险化学品燃爆、毒性和环境危害以及安全使用、泄漏应急处置、主要理化参数、法律法规等方面信息的综合性文件，简称 MSDS。

在国家标准《化学品安全技术说明书》GB/T16483－2008 中规定了化学品安全技术说明书的内容和项目顺序。标准规定安全技术说明书共包括 16 项内容，具体内容如下。

（1）化学品及企业标识 化学品中文名称、企业名称、地址、邮编、电话、应急电话、电子邮件、传真等信息。

（2）成分/组成信息 主要说明该化学品是纯品还是混合物，纯品要写出化学品名称，并标明主要成分；混合物应给出有害物的组分、含量；如果包含有害性组分，则应给出化学文摘索引登记号（CAS）。

（3）危险性概述 概述本化学品最重要的危害和效应，主要有危险性类别、侵入途径、健康危害、环境危害、燃爆危险。

（4）急救措施 意外伤害时的急救及自救措施，包括皮肤接触、眼睛接触、吸入、食入的急救。

（5）消防措施 危险特性、有害燃烧产物、灭火方法及灭火剂、灭火注意事项。

（6）泄露应急处理 应急处理、消除方法。

（7）操作处置与储存　操作处置与储存的注意事项。

（8）接触控制/个体防护　最高容许浓度，监测方法、工程控制、呼吸系统防护、眼睛防护、身体防护、手防护、其他防护。

（9）理化特性　外观与性状、pH、熔点、相对密度、沸点、临界温度、临界压力、闪点、爆炸极限、引燃温度等数据。

（10）稳定性和反应活性　稳定性、禁配物、避免接触的条件、聚合危害、分解产物。

（11）毒理学资料　急性毒性、亚急性和慢性毒性、刺激性、致敏性、致突变性、致畸性、致癌性等。

（12）生态学资料　生态毒性、生物降解性、非生物降解性、生物富集或生物积累性、其他有害作用。

（13）废弃处置　废弃物性质、废弃处置方法、废弃注意事项。

（14）运输信息　危险货物编号、UN 编号、包装标志、包装类别、包装方法、运输注意事项。

（15）法规信息。

（16）其他信息　参考文献、填表时间、填表部门、数据审核单位、修改说明等其他信息。

> **请你想一想**
>
> 危险化学品的安全警示语有几种，分别是哪些？

二、危险化学品的贮存与使用

国家对危险化学品的贮存和使用实行统一规划、合理布局和严格控制。

1. 危险化学品贮存的基本原则

（1）危险化学品的储存应符合国家法律、法规和其他有关规定。

（2）入库的危险化学品应符合产品标准。收货保管员应严格按《危险货物包装标志》的规定验收内外标志、包装、容器等，并做到账、货、卡相符。

（3）库存危险化学品应根据其化学性质分区、分类、分库储存，禁忌物料不能混存。灭火方法不同的危险化学品不能同库储存。

（4）库存危险化学品应保持相应的垛距、墙距、柱距。垛与垛间距不小于 0.8m，垛与墙、柱的间距不小于 0.3m。主要通道的宽度不小于 1.8m。

（5）危险化学品仓库的保管员应经过岗前培训和定期培训，持证上岗，做到一日两检，并做好检查记录。检查中发现危险化学品存在质量变质、包装破损、渗漏等问题时，应及时通知货主或有关部门，采取应急措施解决。

（6）危险化学品仓库应设有专职或兼职的危险化学品养护员，负责危险化学品的技术养护、管理和监测工作。

（7）各类危险化学品均应按其性质储存在适宜的温度、湿度内。易爆品应与易燃品、氧化剂隔离存放，宜存于20℃以下，相对湿度控制在65%～75%，最好保存在防爆仓库或者防爆冰箱中。易产生有毒气体或烟雾的危险化学品应存放于干燥、阴凉、通风处。低温存放的化学品控制温度在10℃以下。禁忌类化学品不得混淆存放，要隔离存放。

2. 危险化学品的贮存方式　有三种，分别是隔离贮存、隔开贮存、分离贮存。

你知道吗

危险化学品贮存量及贮存安排

贮存要求	贮存类别		
	隔离贮存	隔开贮存	分离贮存
平均单位面积贮存量/t/m²	0.5	0.7	0.7
单一贮存区最大贮量/t	200 ~ 300	200 ~ 300	400 ~ 600
垛距限制/m	0.3 ~ 0.5	0.3 ~ 0.5	0.3 ~ 0.5
通道宽度/m	1 ~ 2	1 ~ 2	5
墙距宽度/m	0.3 ~ 0.5	0.3 ~ 0.5	0.3 ~ 0.5
与禁忌品距离/m	不得同库贮存	不得同库贮存	7 ~ 10

各类危险品不得与禁忌物料混合贮存，贮存化学危险品的建筑物、区域内严禁吸烟和使用明火，危险化学品贮存安排取决于化学危险品分类、分项、容器类型、贮存方式和消防等要求。

3. 危险化学品的使用　必须谨遵安全操作规程，必须全面了解其安全性能，包括易燃易爆性、腐蚀性、有毒性、放射性、有强氧化性和挥发刺激性气体等，必须提前做好各种安全防护措施。

（1）尽量避免直接接触，不要用化学溶剂去洗手，更不要误服，特别是接触到腐蚀性化学品时，要立即用大量的清水冲洗。

（2）易燃易爆场所禁止使用明火，如果确实需动用明火，如进行烧焊等，事先要得到批准，并做好充分的防范措施。

（3）在有易燃易爆危险的工作场所，不要穿化纤衣服或带铁钉的鞋，因为化纤衣服会产生静电，鞋钉撞击地面会产生火花。

（4）搬运危险化学品的时候应非常小心，特别是硫酸等腐蚀性物品，因其经常用陶瓷容器盛装，搬运时若捆扎不牢固，极易发生意外。

（5）对于没有使用完的危险化学品不能随意丢弃，否则可能会引发意外事故。如往下水道倒液化气残液，则遇到火星会发生爆炸。

（6）要按规定戴好防护用具，防止作业者在工作过程中受到伤害。

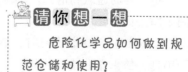

请你想一想

危险化学品如何做到规范仓储和使用？

三、危险化学品安全管理

1. 危险化学品仓库安全管理规定

（1）仓库保管员应经培训考试合格方可上岗。

（2）物品入库严格按验收要求，核对进库物品规格、质量、危险标识和数量后方可入库。对无检验合格证和无危险标识的物品不得入库。

（3）建立仓库物资明细台账，做好出入库登记，做到日清月结。

（4）危险物品的储存要严格执行危险物品的配装规定，对不可配装的危险物品必须严格隔离。禁忌物不得同库存放。剧毒品严格按照规定，专库存放，储存在规范的库房内；油漆、"天那水"等易燃液体必须专库储存；氧化性物质要与易燃液体或酸性腐蚀品分开储存。

（5）每种危险物品都应有明显的名称及标识，按垛分别存放。

（6）在仓库的主要位置设置警示标志，配置消防器材。

（7）物品装卸、搬运应做到轻装轻放，严禁摔、碰、撞击、拖拉、倾倒和流动。

（8）保管人员应配备必要的防护用品、器具。

（9）包装容器应在国家定点厂家采购，容器应牢固密封，发现破损、泄漏、残缺、变形、变质时应及时进行安全处理。

（10）库房内不准设立办公室、休息室，每天工作结束后，应进行安全检查，关闭窗户，切断电源方可离开。

2. 运输安全管理规定　《危险化学品安全管理条例》规定，国家对危险化学品的运输实行资质认定制度；未经资质认定，不得运输危险化学品。危险化学品运输企业必须具备的条件由国务院交通部门规定。

通过公路运输危险化学品的托运人只能委托有危险化学品运输资质的运输企业承运。利用内河以及其他封闭水域等航运渠道运输除剧毒化学品以及国务院交通部门规定禁止运输的其他危险化学品以外的危险化学品的，只能委托有危险化学品运输资质的水运企业承运，并按照国务院交通部门的规定办理手续，接受有关交通部门（港口部门，海事管理机构）的监督管理。

装卸危险化学品应采取必要的安全防护措施，轻装轻卸，严禁摔拖、重压和摩擦，不得损毁包装容器，并注意标志，堆放稳妥。危险化学品装卸前，应对车（船）搬运工具进行必要的通风和清扫，不留有残渣，对装有剧毒化学品的车（船），卸车后必须洗刷干净。具体要求：

（1）装卸易燃易爆物料时，装卸人员应穿防静电工作服、戴手套、口罩等必要的防护用具，禁止穿带铁钉的鞋。

（2）装卸对人身有毒物品时，装卸人员应具备操作毒品的一般知识。作业人员应配戴手套和相应的防毒口罩或面具，穿防护服。搬动时严禁肩扛、背负、双手抱揽，应轻拿轻放，防止撞击、摩擦、摔碰；堆码时，不可倾斜、震荡。液体金属桶包装下垛时，严禁溜放，标有"不可倒置"标志的物品，不可倒放或倒置搬运。

作业中不得饮食、吸烟，不得用手擦嘴、脸、眼睛。每次作业完毕，应及时用肥皂（或专用洗涤剂）洗净面部、手部，用清水漱口，防护用具应及时清洗，集中存放。

禁止滚动、踩踏包装，装卸搬运作业应在白天进行，避免日晒，炎热气候时应在早晚作业。雨雪天、冰冻场地作业，应有防滑措施。装卸完后应彻底及时清扫、刷洗和消毒处理车辆。

（3）装卸腐蚀品人员应穿防腐蚀工作服、戴护目镜、胶皮手套、胶皮围裙等必须的防护用品。操作时，应轻搬轻放，严禁背负、肩扛，防止震动和撞击。

（4）各类危险化学品分装、改装、开箱（桶）检查应在库房外进行。

（5）不得用同一车运输互为禁忌的物品。

（6）搬动或操作各类危险化学品时，应针对各类危险化学品的性质，准备相应的急救药品和制定急救措施。

你知道吗

危险化学品应急救护知识

危险化学品事故急救现场，一方面要防止受伤者烧伤和中毒程度的加深，另一方面又要使受伤者维持呼吸。这是两条最为重要的现场救治原则。

【化学性皮肤烧伤】

对化学性皮肤烧伤者，应立即移离现场，迅速脱去受污染的衣裤、鞋袜等并用大量流动的清水冲洗创面 20～30 分钟（如遇强烈的化学危险品，冲洗的时间要更长）以稀释有毒物质，防止继续损伤和通过伤口吸收。新鲜创面上不要随意涂抹油膏或红药水、紫药水，不要用脏布包裹。

【化学性眼烧伤】

对化学性眼烧伤者，应在现场迅速用流动的清水进行冲洗，冲洗时将眼皮掰开，把裹在眼皮内的化学品彻底冲洗干净。现场若无冲洗设备，可将头埋入盛满清水的清洁盆中，翻开眼皮，让眼球来回转动进行清洗。若电石、生石灰颗粒溅入眼内，应当先用蘸有石蜡油或植物油的棉签去除颗粒后，再用清水冲洗。

【急性中毒】

危险化学品急性中毒，若为沾染皮肤中毒应迅速脱去受污染的衣物，并用大量流动的清水冲洗至少 15 分钟。面部受污染时，首先注意冲洗眼睛；若为吸入中毒，应迅速脱离中毒现场，向上风方向移至空气新鲜处，同时解开中毒者的衣领，放松裤带，使其保持呼吸道畅通并要注意保暖，防止受凉；若为口服中毒，中毒物为非腐蚀性物质时，可用催吐方法使其将毒物吐出。

误服强碱、强酸等腐蚀性强的物品时，可服用牛奶、蛋清、豆浆、淀粉糊等加速代谢，不得催吐，不能洗胃，不能服碳酸氢钠，以防腐蚀其他部位及胃胀气引起胃穿孔。现场如发现中毒者心跳、呼吸骤停，应立即实施人工呼吸和体外心脏按压术，维持呼吸和循环功能。

任务二　常见特种设备设施安全管理

PPT

实例分析

实例　某日，某石油企业厂电解车间 3 名当班工人负责在包装台灌液氯钢瓶，2 人负责推运钢瓶。当需要灌装时，推运钢瓶的两人察看后认为无问题，就把钢瓶推上了磅秤。操作者抽空后就开始充氯，充氯 1 分钟后，钢瓶发生猛烈爆炸。瓶体纵向开裂，并向相反方向弯曲，许多碎块向四处飞溅，3 人当场死亡，2 人轻伤。

分析　事故的原因

第一，操作工在灌装前未认真检查瓶内空气是否抽干净便盲目充装。爆炸的直接原因是钢瓶内存有环氧丙烷，这类有机物与液氯混合会发生剧烈的化学反应，引起爆炸。

第二，这批钢瓶购进后没有按规定进行内外检查、抽空、清洗、试压、干燥就投入使用，而且购瓶、整瓶、使用三个环节都不严格，工人之间也没有严格的交接手续。

第三，该厂管理混乱，充装现场钢瓶横七竖八；合格的与不合格的钢瓶混放在一起；钢瓶安全附件不全；表面锈蚀严重，有的看不出"液氯"标记；大部分钢瓶没有定期检验，没有检验钢印；没有专设抽空验瓶台，没有专人验瓶；充装完的重瓶不进行复秤；充装记录不签字，没有出厂合格证；充装时不核对空瓶重量。

包装工在灌瓶前检查钢瓶时发现有一只编号为 157 的钢瓶，瓶嘴有白色泡沫冒出，并有芳香族味，立即向厂有关管理部门汇报。管理部门和工人都应当采取解体、分离的具体措施，但未引起重视，仍与待装钢瓶放在一起，导致下一班又用该瓶充装。

一、压力容器的分类与使用要求

特种设备是指涉及生命安全、危险性较大的锅炉、压力容器（含气瓶）、压力管道、电梯、起重机械、客运索道、大型游乐设施和场（厂）内专用机动车辆。

企业生产中常用的特种设备包括压力容器、压力管道、电梯、起重机械等。

1. 压力容器　指盛装气体或者液体，承载一定压力的密闭设备。为了更有效地实施科学管理和安全监察，我国《压力容器安全监察规程》中根据工作压力、介质危害性及其在生产中的作用将压力容器分为三类。对每个类别的压力容器在设计、制造过程以及检验项目、内容和方式做出了不同的规定。按照最新 TSG21 - 2016《固定式压力容器安全技术监察规程》中划分，先按介质划分为第一组介质和第二组介质，然后再按照压力和容积划分类别Ⅰ类，Ⅱ类，Ⅲ类。

压力容器必须同时具备以下三个条件。

（1）工作压力≥0.1MPa（注①）。

（2）工作压力与容积的乘积≥2.5MPa·L（注②）。

（3）盛装介质为气体、液化气体以及介质最高工作温度高于或等于其标准沸点的液体（注③）。

注①：工作压力指压力容器在正常工作情况下，其顶部可能达到的最高压力（表压力）。

注②：容积是指压力容器的几何容积，即由设计图样标注的尺寸计算（不考虑制造公差）并且圆整。一般应当扣除永久连接在容器内部的内件的体积。

注③：容器内介质为最高工作温度低于其标准沸点的液体时，如气相空间的容积与工作压力的乘积大于或者等于2.5MPa·L时，也属于本规程的适用范围。

2. 压力容器的类别　根据压力容器的工作介质特性、容积及设计压力，将压力容器分为三类，即一类压力容器、二类压力容器及三类压力容器。

3. 压力容器的品种　按压力容器在生产工艺过程中的作用原理分为以下四种压力容器。

（1）反应压力容器（代号R）　主要是用于完成介质的物理、化学反应的压力容器。如各种反应罐、反应釜、合成塔等。

（2）换热压力容器（代号E）　主要是用于完成介质的热量交换的压力容器。如各种热交换器、冷却器、冷凝器、蒸发器、夹套换热罐等。

（3）分离压力容器（代号S）　主要是用于完成介质的流体压力平衡缓冲和气体净化分离的压力容器。如分离器、过滤器、集油器、吸收塔、分气缸等。

（4）储存压力容器（代号C，其中球罐代号B）　主要是用于储存、盛装气体、液体、液化气体等介质的压力容器。如空气储罐、缓冲罐、氮气储罐及液氨储罐等。

4. 压力等级划分　按照压力容器设计压力（P）的高低，可分为低压、中压、高压及超高压四个等级（表4-1）。

表4-1　压力等级划分

压力等级	代号	设计压力（P）范围
低压容器	L	$0.1MPa \leq P < 1.6MPa$
中压容器	M	$1.6MPa \leq P < 10MPa$
高压容器	H	$10MPa \leq P < 100MPa$
超高压容器	U	$P \geq 100MPa$

注：①P代表设计压力。
②多腔压力容器（如换热器的管程和壳程，夹套容器等）按类别高的压力腔作为该容器的类别。

二、压力容器的主要附件与安全操作

1. 压力容器的安全附件　压力容器上常用的安全附件有很多，常见的有：安全阀、防爆膜（安全泄漏装置）；压力表、液面计、温度计（显示装置）；紧急切断阀（切断控制装置）。

压力容器上安全阀和压力表的校验周期：安全阀每年至少校验一次，压力表每半年校验一次。校验后的安全阀和压力表由校验部门打上铅封并出具校验合格报告。

压力容器操作人员应经常检查安全阀、压力表等安全附件的校验情况及是否灵敏好用，发现异常及时联系处理。

2. 压力容器安全操作　压力容器安全操作十分重要。正确、合理的操作和使用压力容器是保证容器安全运行的重要措施，其基本要求是平稳操作，防止超压、超温和超载。

压力容器的安全平稳操作主要是指缓慢地进行加载和卸载以及运行时保持载荷的相对稳定。它取决于操作人员对容器的安全操作规程和工艺流程的熟练程度以及操作岗位责任制的执行情况。其中应特别注意保持容器操作压力和操作温度的相对稳定，严格控制盛装液化气体容器的装载量。及时发现、准确判断运行中的异常情况，往往可以避免重大事故的发生或事故的进一步恶化。

为了防止容器在运行中发生超压、超温和超载，应注意以下事项。

（1）严格执行安全操作规程，保证工艺操作条件，提高操作时的工作责任心。

（2）在某些关键阀门和操作装置上挂安全操作牌，或者装设安全连锁装置，防止误操作。

（3）充装液化气体时应严格计量，严禁超装，防止意外受热。

（4）装设可靠的安全泄放装置和超压报警装置。

（5）操作工艺上的间歇操作和开停车时，应尽量做到压力、温度的平稳升降，避免不必要的开停车。

> **请你想一想**
> 安全阀上面装压力表还是下方装压力表？

三、气瓶的安全使用

1. 概述　气瓶也是压力容器的一种，属于移动式压力容器，是指在正常环境下（-40~60℃）可重复充气使用，公称工作压力为1.0MPa~30MPa（表压），公称容积为0.4~1000L的盛装永久性气体、液化气体或溶解气体的移动式压力容器。气瓶应用非常广泛，无论是在生产领域，还是在生活领域，几乎都离不开气瓶。

气瓶是一种承压设备，具有爆炸危险，且其承装介质一般具有易燃、易爆、有毒、强腐蚀等性质，使用环境又因其移动、重复充装、操作使用人员不固定和使用环境变化的特点，比其他压力容器更为复杂、恶劣。气瓶一旦发生爆炸或泄漏，往往发生火灾或中毒，甚至引起灾难性事故，带来严重的财产损失、人员伤亡和环境污染。

2. 气瓶使用　气瓶使用时要非常小心，如果使用不当可能会发生事故，存储要放到特定区域，防止气瓶受热。使用中的气瓶不应放在烈日下暴晒，不要靠近火源及高温区，距明火不应小于10m；不得用高压蒸汽直接喷吹气瓶；禁止用热水解冻及明火烘烤，严禁用温度超过40℃的热源对气瓶加热。

气瓶立放时应采取防止倾倒的措施；开阀时要慢慢开启，防止附件升压快产生高温；对可燃气体的气瓶，不能用钢制工具敲击钢瓶，防止产生火花；氧气瓶的瓶阀及其附件不得沾油脂，手或手套上沾有油污后，不得操作氧气瓶。

气瓶使用到最后应留有余气，主要用以防止混入其他气体或杂质而造成事故。气瓶用于有可能产生回流（倒灌）的场合，必须有防止倒灌的装置，如单向阀、止回阀、缓冲罐等。液化石油气气瓶内的残余油气，应用有安全措施的设施回收，不得自行处理。

3. 加强气瓶的维护　气瓶外壁的油漆层既能防腐，又是识别的标志，可防止误用和混装，要保持好漆面的完整和标志的清晰。瓶内混进水分会加速气瓶内壁的腐蚀，在充装前一定要对气瓶进行干燥处理。气瓶使用单位不得自行改变充装气体的品种、擅自更换气瓶的颜色标志。确实需要更换时应提出申请，由气瓶检验单位负责对气瓶进行改装。负责改装的单位根据气瓶制造钢印标志和安全状况，确定气瓶是否适合于所要换装的气体。改装时，应对气瓶的内部进行彻底清理、检验、打钢印和涂检验标志，换装相应的附件，更换改装气体的字样、色环和颜色。

你知道吗

潜水气瓶使用和保养

潜水气瓶是很多人在进行水下深潜水的时候会使用到的一种工具，能够为潜水员提供氧气的保障。那么新买的潜水气瓶应该怎样进行使用呢，使用的前后又应该怎样进行保养，才能够保障气瓶的安全使用呢。

【潜水气瓶如何使用】

方法一：

1. 撕开包装膜，向上拔出吸氧面罩，将气嘴插入吸氧面罩的小孔，固定吸氧面罩。

2. 手持罐体，将吸氧面罩罩在嘴上，将面罩上凹处对准鼻子。

3. 按呼吸频率按压吸氧面罩即可吸入氧气，用鼻子吸气，用嘴呼气，呼气时松手。

方法二：撕开包装膜，向上拔出吸氧面罩，将吸氧管的气室与气嘴相连，拧上调节阀，将鼻塞插入鼻孔中，打开调节阀即可吸入氧气。

【潜水气瓶怎么保养】

如果你有自己的气瓶的话，检查贴在气瓶上，靠近阀门处的标签数字，这个是水压测试日期——最后检查日期5年后当月最后一天失效，再检查VIP标签——最后检查日1年后当月最后一天失效。如果气瓶没有检查过，必须在充气前检查一遍。接着，检查气瓶阀门有没有撞击性的损坏和生锈。爆破阀如果生锈说明已经失效了，这将引起你气瓶里的气快速流失。同样需要检查前阀门和O圈。如果看起来磨损，有裂纹或者有裂口，马上换掉他们。

PPT

请你想一想

液化气罐指的是用来储存液化气的储罐，它属于移动式压力容器还是固定式压力容器？

任务三　常见特殊作业安全管理

实例分析

实例　某医药企业在地下室管道改造作业过程中，违规进行动火作业，电焊或切割产生的焊渣或火花引燃现场堆放的冷媒增效剂（主要成分是为氧化剂亚硝酸钠，有机物苯并三氮唑、苯甲酸钠），瞬间产生爆燃，放出大量氮氧化物等有毒气体，造成现场施工和监护人员 10 人死亡、12 人受伤、直接经济损失 1867 万元。

分析　管道改造发生人员死亡事故的原因。

第一，焊渣或火花跌落到现场堆放的冷媒增效剂上，引发了冷媒增效剂中氧化剂，氮氧化物、一氧化碳等有毒有害气体大量生成并在有限空间内快速聚集，造成现场作业人员中毒窒息死亡。

第二，LMZ 冷媒增效剂组分及其危险性未明确，存放地点不符合要求。

第三，特殊作业安全管理不到位，未办理受限空间作业票证，作业时未采取 LMZ 冷媒增效剂移除或隔离防护措施。

冷媒增效剂经过鉴定后属于危险化学品，职工不掌握危险化学品危险特性、存放和使用要求就容易会发生事故，事故发生应急处置不当，不了解事故现场毒性的情况下，盲目施救容易造成救护人员的伤亡。

一、登高作业安全管理

登高作业是指凡距坠落高度基准面 2m 及其以上，有可能坠落的高处进行的作业。从作业位置到最低坠落着落点的水平面，称为坠落基准面。从作业位置到坠落基准面的垂直距离称为作业高度。登高作业必须办理《高处安全作业证》，高处作业人员应定期进行体格检查。对患有职业禁忌证（如高血压、心脏病、贫血、癫痫、精神疾病等）及其他不适于高处作业的人员，不得进行高处作业。作业前，作业单位和生产单位应对作业现场和作业过程中可能存在的风险、有害因素进行辨识，制定相应的安全措施。

1. 登高作业的分级　按照作业高度分为四级，分别是一级高处作业（2m≤高度≤5m）、二级高处作业（5m＜高度≤15m）和三级高处作业（15m＜高度≤30m），30m 以上高处作业称为特级高处作业（高度＞30m）。

2. 高处作业前的安全管理　作业负责人应对参加高处作业人员进行必要的安全教育，主要内容如下。

（1）有关作业的安全规章制度。

（2）作业现场和作业过程中可能存在的危险、有害因素及应采取的具体安全措施。

（3）作业过程中所使用的个体防护器具的使用方法及使用注意事项。

（4）事故的预防、避险、逃生、急救、互救等知识。

（5）相关事故案例和经验、教训。

（6）其他需要进行培训的内容。

3. 高处作业的安全要求

（1）作业人员应正确佩戴符合 GB6095 要求的安全带，带电高处作业应使用绝缘工具或穿均压服，特级高处作业或特殊高处作业宜配备通信联络工具。

（2）高处作业应设专人监护，监护人要坚守岗位，作业人员不应在作业处休息。

（3）高处作业使用的安全标志、工具、仪表、电气设施和各种设备，应在作业前加以检查，确认其完好后投入使用，不符合安全标准要求的安全标志、工具、仪表、电气设施和各种设备不得使用。不得使用吊装升降机及叉车载人进行高处作业。

（4）高处作业人员应按规定穿戴劳动保护用品，应正确使用防坠落用品与登高器具、设备。高处作业人员应系用与作业内容相适应的安全带，安全带应挂在作业处上方的牢固构件上或专为挂安全带用的钢架上或钢丝绳上。安全带应高挂低用，系安全带后应检查扣环是否扣牢。

（5）在临近排放有毒气体、有害气体、粉尘的放空管线或烟囱等场所进行作业时，应预先与作业所在地有关人员取得联系，确定联络方式，并配备必要的且符合相关国家标准的防护器具（如空气呼吸器、过滤式防毒面具和口罩等）。

（6）高处作业所使用的工具、材料、零件等必须装入工具袋。上下时手中不得持物。不准投掷工具、材料及其他物品。易滑动、易滚动的工具、材料堆放在脚手架上时，应采取防止坠落的措施。

（7）高处作业应与地面保持联系，根据现场情况配备必要的联络工具，并指定专人负责联系。作业人员在作业中如果发现情况异常，应发出信号，并迅速撤离现场。

（8）彩钢板屋顶、石棉瓦、瓦棱板、吊顶等轻型材料上方作业前，应确认其承重的立柱、梁、框架的受力能满足载荷，必须铺设牢固的脚手板，并加以固定支撑。脚手板上要有防滑措施。

（9）便携式木梯和便携式金属梯梯脚底部应坚实，不得垫高使用。踏板不得有缺档，梯子的上端应有固定措施。立梯工作角度以 75°±5° 为宜；折梯使用时上部夹角以 35°±45° 为宜，铰链应牢固，并应有可靠地拉撑措施。

（10）高处作业与其他作业交叉进行时，必须按指定的路线上下，不得上下垂直作业，若必须垂直进行作业时，应采取可靠的隔离措施。

（11）高处作业临近输配电线路及其他危险设施时，应制定检修方案并进行升级管理。

（12）雨天和雪天作业时，应采取可靠的防滑、防寒措施；遇有五级以上强风、浓雾等恶劣气候，不应进行高处作业、露天攀登与悬空高处作业；暴风雪、台风、暴雨后，应对作业安全设施进行检查，发现问题立即处理。

（13）当生产装置出现异常，可能危及作业人员安全时，生产单位应立即通知作业人员停止作业，迅速撤离。当作业现场出现异常，可能危及作业人员安全时，作业人员应停止作业，迅速撤离，作业单位应立即通知生产单位。

（14）作业完毕，应恢复作业时拆移的盖板、箅子板、扶手、栏杆、防护罩等安全设施的安全使用功能，将作业用的工器具、脚手架、临时电源、临时照明设备等及时撤离现场，将废物、杂物、垃圾等清理干净。

（15）拆除脚手架、防护棚时，应设置警戒区并派人监护，不应上部和下部同时施工。

（16）《高处安全作业证》有效期不超过 24 小时，对于作业期较长的项目，应在保持《高处安全作业证》上安全措施有效的前提下，可延期使用。

下列情况应进行升级办理《高处作业安全证》：在风力为 6 级（风速 10.8m/s）及以上情况下进行的强风高处作业；在高温或低温环境下进行的异温高处作业；作业场地有冰、雪、霜、水、油等异滑物；作业场所光线不足或能见度差；存在有毒气体或空气中含氧量低于 19.5% 的作业环境；可能会引起各种灾害事故的作业环境和抢救突然发生的各种灾害事故；立足处直径小于 500mm 的平面，致使作业者摆动，无法维持正常姿势；作业活动范围与危险电压带电体距离小于表 4-3 中的规定。

表 4-3　作业活动范围与危险电压带电体距离

危险电压带电体的电压等级/KV	≤10	35	63-110	220	330	500
距离/m	1.7	2.0	2.5	4.0	5.0	6.0

请你想一想

　　登高需配备安全带，当作业上方没有支撑点或挂安全带的地方，应如何处理？

二、动火作业安全管理

任何单位和个人须严格遵守《中华人民共和国消防法》和地方消防条例等法律法规，认真贯彻"预防为主、防消结合"的消防工作方针，做好消防工作。

1. 动火作业范畴　凡使用明火、产生明火、产生电火花和炽热表面的临时性作业均属动火范畴。不准随意在控制区内动火。确需动火时，除固定动火区外，必须按规定办理动火安全作业证。凡违反动火管理规定及动火安全作业证不规范的行为均属违章动火。

2. 动火区化分　动火区化分为固定动火区、一级动火区、二级动火区三类。

（1）固定动火区　指平时允许从事焊割及使用喷灯和火炉等明火作业的区域。

（2）一级动火区　指易燃易爆岗位、装置、设备、管道及周围。

（3）二级动火区　指控制区内除固定动火区和一级动火区范围以外的区域。

3. 动火作业安全管理

（1）凡在盛有或盛过危险化学品的容器、设备、管道等生产、储存装置及处于《建筑设计防火规范》规定的甲、乙类区域的生产设备上动火作业，应将其与生产系统彻底隔离，并进行清洗、置换，取样分析合格后方可动火作业。

（2）凡处于《建筑设计防火规范》规定的甲、乙类区域的动火作业，地面如有可燃物、空洞、窨井、地沟、水封等，应检查分析，距用火点15m以内的，应采取清理或封盖等措施；对于用火点周围有可能泄漏易燃、可燃物料的设备，应采取有效的空间隔离措施。拆除管线的动火作业，应先查明其内部介质及其走向，并制订相应的安全防火措施。

（3）在生产、使用、储存氧气的设备上进行动火作业，氧含量不得超过23.5%。

（4）五级风以上（含五级风）天气，原则上禁止露天动火作业。因生产需要确需动火作业时，动火作业应升级管理。

（5）凡在有可燃物构件的凉水塔、脱气塔、水洗塔等内部进行动火作业时，应采取防火隔绝措施。

（6）动火期间距动火点30m内不得排放各类可燃气体；距动火点15m内不得排放各类可燃液体；不得在动火点10m范围内及用火点下方同时进行可燃溶剂清洗或喷漆等作业。

（7）动火作业前，应检查电焊、气焊、手持电动工具等动火工器具本质安全程度，保证安全可靠。

（8）使用气焊、气割动火作业时，乙炔瓶应直立放置；氧气瓶与乙炔气瓶间距不应小于5m，二者与动火作业地点的间距不应小于10m，并不得在烈日下暴晒。

（9）必须在动火作业许可证批准的有效时间内进行动火作业，条件无变化时一级动火作业证的有效时间为8小时；二级动火作业证的有效时间为72小时。

（10）动火作业要划定明确的动火区域范围，动火内容要具体，使用的动火工具要明确。不得擅自扩大动火范围和擅自增加动火内容，禁止使用比规定的动火工具更危险的工具动火。

（11）在易燃易爆生产和储存装置等危险性较大的场所、动火作业许可证上确认需要动火检测的及其他危险性不明的场所进行动火作业，各有关单位必须进行安全检测分析。动火分析的监测点要有代表性，在较大的设备内动火，应对上、中、下各部位进行检测分析；在较长的物料管线上动火，应在彻底隔绝区域内分段分析。动火检测应尽量在动火前半小时内进行，如现场条件不允许，间隔时间可适当放宽，但不应超过1小时，检测人员签字，并在台账上做好记录。如动火中断1小时以上，应重新检测，每日动火前均应进行动火分析；特殊动火作业期间，应随时进行监测，符合动火条件方能动火。动火分析合格的判定应符合如下要求：①如使用测爆仪或其他类似手段，监测设备应经标准气体样品标定合格，被测的气体或蒸气浓度应小于或等于爆炸下限的20%。②使用其他分析手段时，被测的气体或蒸气爆炸下限大于等于4%时，其被测浓度不大于0.5%；当被测的气体或蒸汽爆炸下限小于4%时，其被测浓度不大于0.2%。

> **请你想一想**
>
> 查阅资料：说一说，动火作业的六大禁令？

三、受限空间作业安全管理

受限空间是指进出口受阻，通风不良，可能存在易燃易爆、有毒有害物质或缺氧，对进入人员的身体健康和生命安全构成威胁的封闭、半封闭设施及场所，如反应器、塔、釜、槽、罐、炉膛、锅筒、管道、容器以及地下室、阴井、坑（池）、下水道或其他封闭、半封闭场所。受限空间作业是指进入或探入受限空间进行的作业。

1. 受限空间作业前需确认作业人身体健康状态，患有职业禁忌证者不应参与相应作业。作业前，作业单位和生产单位应对作业现场和作业过程中可能存在的危险、有害因素进行辨识，制定相应的安全措施。组织措施做到分工明确，责任清楚。

2. 受限空间作业前，受限空间作业负责人对作业人员进行安全教育，主要内容包括：①有关作业的安全规章制度；②作业现场和作业过程中可能存在的危险、有害因素及应采取的具体安全措施；③作业过程中所使用的个体防护器具的使用方法及使用注意事项；④事故的预防、避险、逃生、急救、互救等知识；⑤相关事故案例和经验、教训；⑥其他需要进行培训的内容。

3. 受限空间作业设施（场所）与其他系统连通的可能危及安全作业的一切管道应采取有效的隔离措施。

（1）管道安全隔绝可采用插入盲板或拆除一段管道进行隔绝，拆除管路后应在拆除管路后端加盲板或将管路错开，禁止用水封或关闭阀门等方法代替盲板或拆除管道。

（2）与受限空间连通的可能危及安全作业的孔、洞进行严密地封堵。

4. 受限空间作业设施（场所）应断电。

（1）受限空间带有搅拌器等用电设备时，应在停机后有效切断电源，挂警示牌并上锁。

（2）电源有效切断可采用取下电源保险熔丝或将电源开关拉下后上锁等措施，亦可松脱传动皮带防止搅拌运转。

5. 受限空间作业设施（场所）清洗和置换。受限空间作业前，应根据受限空间盛装（过）的物料的特性，对受限空间系统进行清洗或置换。

（1）设备确需清洗的应由本单位办理设备清洗单。通过对设备的清洗置换，经检测确认受限空间内氧气含量在18%~21%之间（在富氧环境下氧气含量上限可控制在不大于23.5%），有毒气体（物质）浓度符合《工作场所有害因素职业接触限值》（GBZ2）的规定。

（2）受限空间内可燃气体浓度标准　①当被测物质气体或蒸气的爆炸下限浓度大于等于4%时，其被测浓度应不大于0.5%（体积分数）；②当被测物质气体或蒸气的爆炸下限浓度小于4%时，其被测浓度应不大于0.2%（体积分数）。

6. 受限空间作业设施（场所）通风

（1）打开入孔、料孔等一切通气孔盖，进行自然通风或鼓风机送风，禁止向受限空间充氧气或富氧空气、压缩空气。

（2）采用管道送风时，送风前应对管道内介质和风源进行分析确认，严禁通入有毒、窒息性气体。

7. 受限空间作业设施（场所）监测

（1）作业前30分钟内，应对受限空间进行气体采样分析，分析合格后方可进入受限空间作业，如果现场条件不允许，时间可适当放宽，但不应超过60分钟；作业中断60分钟应重新进行检测分析。

（2）采样点应有代表性，容积较大的受限空间应采取上、中、下各部位取样。

（3）进入受限空间作业，作业中应定时监测，至少每2小时监测一次，如监测分析结果有明显变化，应立即停止作业，撤离人员，对现场进行处理，分析合格后方可恢复作业。

（4）分析仪器应在校验有效期内，使用前应保证其处于正常工作状态。

（5）对可能释放有害物质的受限空间，应连续监测，情况异常时应立即停止作业，撤离人员，对现场进行处理，分析合格后方可恢复作业。

（6）涂刷具有挥发性溶剂的涂料时，应做连续分析，并采取强制通风措施。

（7）当生产装置出现异常，可能危及作业人员安全时，生产单位应立即通知作业人员停止作业，迅速撤离。当作业现场出现异常，可能危及作业人员安全时，作业人员应停止作业，迅速撤离。

8. 受限空间作业设施（场所）照明和用电安全

（1）受限空间内作业照明及使用的电动工具必须使用安全电压，应小于等于36V，在潮湿容器、狭小容器内作业电压应小于等于12V。若有可燃气体存在时，还应符合防爆要求。

（2）使用超过安全电压的手持电动工具作业或进行电焊作业时，应配备漏电保护器；在潮湿容器中，作业人员应站在绝缘板上，同时保证金属容器接地可靠。受限空间内不得使用有电气开关、插座等电源连接盘及电气连接的电动工具。

9. 个体防护措施

（1）多工种、多层交叉作业应采取相互之间避免伤害的措施。应搭设安全梯或安全平台，必要时由监护人用安全绳拴住作业人员进行施工。

（2）作业人员不得携带与作业无关的物品进入受限空间，作业过程中，不能抛掷材料、工器具等物品。

（3）在缺氧或有毒的受限空间作业时，应佩戴隔离式防护面具（送风式长管呼吸器、空气呼吸器），必要时作业人员应拴带救生绳。

（4）在易燃易爆的受限空间作业时，应穿防静电工作服、工作鞋，使用防爆型低压灯具及不发生火花的工具。

（5）在有酸碱等腐蚀性介质的受限空间作业时，应穿戴好防酸碱工作服、工作鞋、手套等护品。

（6）在产生噪声的受限空间作业时，应配戴耳塞或耳罩等防噪声护具。

（7）有粉尘产生的受限空间，应佩戴防尘口罩、眼罩等防尘护具。

（8）高温的受限空间，进入时应穿戴高温防护用品，必要时采取通风、隔热、佩戴通信设备等防护措施。

（9）低温的受限空间，进入时应穿戴低温防护用品，必要时采取供暖、佩戴通信设备等防护措施。

（10）作业前后应清点作业人员和作业工器具。作业人员离开受限空间作业点时，应恢复作业时拆除的盖板、箅子板、扶手、栏杆、防护罩等安全设施的安全使用功能；将作业用的工器具、脚手架、临时电源、临时照明设备等及时撤离现场；将废料、杂物、垃圾、油污等清理干净。

10. 受限空间作业监护　受限空间作业，在受限空间外应设有专人监护，如确需离开，应有专人替代监护。进入受限空间前，监护人应会同作业人员检查安全措施可靠，统一联系信号。在风险较大的受限空间作业，应增设监护人员，并随时保持与受限空间作业人员的联络。监护人员应坚守岗位，随时监护受限空间内作业情况，异常情况要立即向作业负责人汇报并立即采取应急措施将作业人员救出。进入受限空间内抢救人员，救护人员必须做好自身防护，确认安全的情况下方能进入受限空间内实施抢救。

> **请你想一想**
> 日常生活中进入下水道疏通或挖淤，是否属于受限空间作业？

实训四　化学品灼伤现场急救

一、实训目的

1. 能说出化学品灼伤的分类。
2. 能对化学品灼伤进行预防。
3. 会进行化学品灼伤急救。

二、实训原理

化学品灼伤是企业生产中较为常见的安全事故，是化学物质与人体接触后产生的一系列化学反应性损害。因为如果不立即清除腐蚀物，这些物质会继续腐蚀皮肤和组织。化学物质与组织接触时间越长、浓度越高、处理不当、清洗不彻底、灼伤也越严重。

实验过程中一旦发生化学品灼伤事故，紧急情况下，实验人员必须首先在实验室进行适当的急救处理，并抓紧时间将被灼伤人员送往医院做进一步治疗，以将伤害减至最小。

三、实训器材

防护眼镜、橡胶手套见图 4 - 1、图 4 - 2。

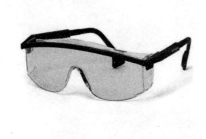

图 4 - 1　防护眼镜

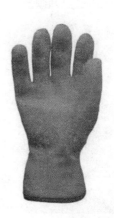

图 4 - 2　橡胶手套

四、实训方法

(一) 化学品灼伤预防

化学品灼伤主要包括眼睛灼伤和皮肤灼伤。眼睛灼伤是眼内溅入碱金属、溴、磷、浓酸、浓碱等化学品和其他具有刺激性的物质对眼睛造成损伤；皮肤灼伤有酸灼伤、碱灼伤和溴灼伤，如氢氟酸能腐烂指甲、骨头，滴在皮肤上会形成痛苦的、难以治愈的烧伤。因此必须防范化学品灼伤事故的发生。

1. 保护好眼睛　实验中最重要的是保护好眼睛。根据实验实际情况佩戴防护眼镜，防止眼睛受刺激性气体熏染，防止任何化学品特别是强酸、强碱进入眼内。

2. 禁止手直接接触化学品　使用剧毒药品时除用药匙、量器外必须配戴橡胶手套，实验后马上清洗仪器用具，并用肥皂洗手。

3. 避免吸入化学品蒸气　处理具有刺激性的、恶臭的和有毒的化学品时，如 H_2S、NO_2、Cl_2、Br_2、CO、SO_2、SO_3、HCl、HF、浓硝酸、发烟硫酸、浓盐酸、乙酰氯等，必须在通风橱中进行。通风橱开启后，不要把头伸入通风橱内，并保持实验室通风良好。

4. 严格遵守实验操作规程　按要求穿好实验服，在实验室禁止吸烟、进食，禁止赤膊、穿拖鞋，规范操作。

（二）化学品灼伤的急救

1. 眼睛灼伤急救处理　眼内溅入碱金属、溴、磷、浓酸、浓碱或其他刺激性物质，应立即用大量水缓缓彻底冲洗。实验室内应备有专用洗眼水龙头，洗眼时要保持眼皮张开，可由他人帮助翻开眼睑，持续冲洗 15 分钟，边冲洗边转动眼球（操作方法参看实训六）。忌用稀酸中和溅入眼内的碱性物质，反之亦然。冲洗完毕后，盖上干净的纱布迅速送往医院眼科做进一步处理（图 4-3），并切记不要紧闭双眼，不要用手使劲揉眼睛。若无冲洗设备或无他人协助冲洗时，可将头浸入脸盆或水桶中（图 4-4），努力睁大眼睛（或用手拉开眼皮），同样可达到冲洗的目的。

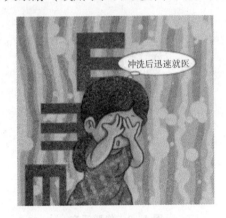

图 4-3　冲洗后迅速就医

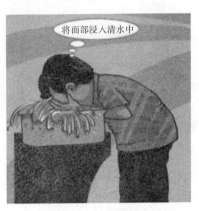

图 4-4　面部浸入水中

2. 皮肤灼伤急救处理　发生化学伤事故，首先要立即脱去被污染的衣物、鞋袜，随后用大量清水冲洗创面 15~20 分钟（图 4-5），冲洗一定要争分夺秒，在事故发生后最短时间内（最好 1~2 分钟）务必进行冲洗（图 4-6），以使伤害减至最低。有条件时边冲洗边用 pH 试纸不断测定创面的酸碱度，一直冲洗到中性（pH=7）。需注意发生干石灰或浓硫酸灼伤时，不得先用水冲洗，因为它们遇水反而放出大量的热，会加重伤势，可先用（纱布或棉布）擦试干净后，再用清水冲洗，随后就医。

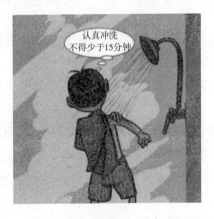

图 4-5　脱去衣物，迅速冲洗

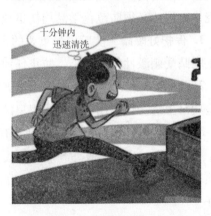

图 4-6　以最快的速度冲洗

（1）酸灼伤　先用大量水冲洗，再用稀 $NaHCO_3$ 溶液或稀氨水浸洗，最后用水洗。皮肤若被氢氟酸灼烧后，应先用大量水冲洗 20 分钟以上，再用饱和硫酸镁溶液或 70% 酒精浸洗，或用肥皂水或 2%～5% $NaHCO_3$ 溶液浸洗。局部外用可的松软膏或紫草油软膏剂硫酸镁糊剂（图 4-7）。

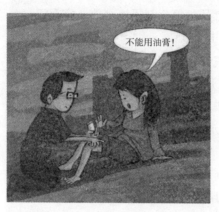

图 4-7　涂膏药

如果是强酸类灼伤，用 5% 的 $NaHCO_3$ 溶液涂洗伤处。硝酸灼伤用硼酸漂白粉溶液涂洗，苯酚灼伤需立即用肥皂和水清洗，但切勿用酒精。铬酸灼伤可用硫化铵溶液或 5% 硫代硫酸钠溶液涂洗。而后用大量水清洗，而后送医治疗。

（2）碱灼伤　先用大量水冲洗，再用 1% 硼酸溶液或 2% 醋酸溶液浸洗，最后用水洗。注意：如果是面部灼伤，用 5% 氯化铵溶液涂洗；氧化钙灼伤者，应先清除药品粉末，再用清水洗。

（3）溴灼伤　先用大量水冲洗，再用 1% 硼酸溶液或 2% 醋酸溶液浸洗，最后用水洗。

在受上述灼伤后，若创面起水泡，均不宜把水泡挑破。

（4）急救安全提示　①所有化学灼伤的救助过程中，眼睛仍然是优先救助对象。②化学灼伤必须在现场紧急处理，切忌未经任何处理就送医院，以免耽误了最佳救治时机。

？ 思考题

1. 化学品灼伤分为哪几类？
2. 如何对化学品灼伤进行预防？
3. 化学品灼伤的急救措施有哪些？

目标检测

一、选择题

（一）单项选择题

1. 装卸易燃易爆物料时，装卸人员应该（　　　）。

A. 穿防静电工作服　　　　　　　　B. 戴口罩

C. 戴手套　　　　　　　　　　　　D. 穿铁钉鞋

2. 下列（　　）是表示易燃液体易爆危险性的一个重要指标。

A. 闪点　　　　B. 凝固点　　　　C. 自燃点　　　　D. 沸点

3. 易爆品应该与易燃品、氧化剂隔离存放，宜存于（　　）以下。

A. 0℃　　　　B. 10℃　　　　C. 20℃　　　　D. 30℃

4. 压缩气体和液化气体仓库应阴凉通风，库温不易超过（　　）度

A. 20　　　　B. 30　　　　C. 40　　　　D. 10

5. 身体被化学品污染后，应（　　）。

A. 立即用大量清水冲洗患处

B. 立即用布抹干

C. 尽快完成工作后，就医治疗

D. 用碱清洁，再用水冲洗

6. 爆炸品仓库要阴凉通风，远离火种、热源，防止阳光直射，一般库房内相对湿度一般控制在（　　）

A. 45%～55%　　B. 55%～65%　　C. 65%～75%　　B. 75%～85%

7. 每种化学品最多可以选用（　　）标志。

A. 一个　　　　B. 两个　　　　C. 三个　　　　D. 四个

8. 反应压力为 1.6MPa 反应釜，它属于（　　）。

A. 低压容器　　B. 中压容器　　C. 高压容器　　D. 超高压容器

9. 压力容器上安全阀和压力表均有校验周期，一般来说安全阀（　　）至少校验一次。

A. 半年　　　　B. 1 年　　　　C. 2 年　　　　D. 3 年

10. 气瓶是一种承压设备，具有爆炸危险，且其承装介质一般具有易燃、易爆、有毒、（　　）等性质。

A. 强腐蚀　　　B. 强反应性　　C. 不稳定　　　D. 易分解

11. 对可燃气体的气瓶，不能用（　　）工具等敲击钢瓶。

A. 钢制　　　　B. 铜制　　　　C. 木制

12. 气瓶用于有可能产生回流（倒灌）的场合，必须有防止倒灌的装置，如单向阀、止回阀、（　　）等。

A. 双向阀　　　B. 截止阀　　　C. 切断阀　　　D. 缓冲罐

13. 气瓶使用单位不得自行改变充装气体的（　　）、擅自更换气瓶的颜色标志。

A. 安全技术说明书　　　　　　　　B. 检测报告

C. 品种　　　　　　　　　　　　　D. 许可证

14. 在生产、使用、储存氧气的设备上进行动火作业，氧含量不得超过（　　）。

A. 21%　　　　B. 22.5%　　　　C. 23.5%　　　　D. 24.5%

15. 高空焊接切割时，（　　）乱扔焊条头。

　　A. 禁止　　　　　B. 应该　　　　　C. 可以　　　　　D. 随意

16. 对受限空间内可燃或有毒气体（或蒸气）进行测试的方法是（　　）。

　　A. 将点燃的火柴扔进去

　　B. 取样或采用经标准气体样品标定合格的便携式分析仪分析

　　C. 用鼻子去闻

　　D. 放入家禽

17. 登高作业按照作业高度分为三级，15m 属于哪一级（　　）。

　　A. 一级　　　　　B. 二级　　　　　C. 三级　　　　　D. 特级

18. 登高作业碰到 35kV 高压电缆时，作业活动范围与危险电压带电体距离至少为
　　（　　）米

　　A. 1　　　　　　B. 2　　　　　　C. 3　　　　　　D. 4

19. 动火期间距动火点（　　）米内不得排放各类可燃气体。

　　A. 10　　　　　B. 20　　　　　C. 30　　　　　D. 40

20. 使用气焊、气割动火作业时，乙炔瓶应直立放置，氧气瓶与乙炔气瓶间距不应
　　小于（　　）米

　　A. 2　　　　　　B. 3　　　　　　C. 4　　　　　　D. 5

21. 受限空间作业作业中断（　　）分钟应重新进行检测分析。

　　A. 20　　　　　B. 30　　　　　C. 40　　　　　D. 60

22. 受限空间内作业照明及使用的电动工具必须使用安全电压，应小于等于
　　（　　）伏。

　　A. 12　　　　　B. 24　　　　　C. 36　　　　　D. 48

（二）多项选择题

23. 化学品进入眼睛后，现场急救中下列哪些做法是不恰当的（　　）。

　　A. 滴氯霉素眼药水　　　　　　　B. 用干净手帕擦试

　　C. 用大量清水洗眼　　　　　　　D. 用纱布包扎

24. 误服强碱、强酸等腐蚀性强的物品时，可服用（　　）等加速代谢。

　　A. 牛奶　　　　B. 蛋清　　　　C. 豆浆　　　　D. 淀粉糊

25. 用人单位应对危险化学品建立（　　）制度。

　　A. 安全技术说明书　　　　　　　B. 安全标签

　　C. 生产经营许可　　　　　　　　D. 请示报告制度

26. 按压力容器在生产工艺过程中的作用原理分为如下四种分别是（　　）。

　　A. 反应压力容器　　　　　　　　B. 换热压力容器

　　C. 分离压力容器　　　　　　　　D. 运行压力容器

27. 压力容器上常用的安全附件有很多，常见的有（　　）。

　　A. 安全阀　　　　B. 压力表　　　　C. 温度计　　　　D. 保温外层

28. 压力容器安全运行的重要措施，其基本要求是平稳操作，防止（　　）。

 A. 超压   B. 超温   C. 超载   D. 超限

29. 下列设施或场所属于受限空间的是（　　）。

 A. 反应器 B. 污水池 C. 配电室   D. 储罐

二、思考题

1. 请你说一说，在医药企业生产中贮存与使用危险化学品要特别注意禁忌物混存的现象？

2. 请你说一说，实验室用到的气瓶是否应按照压力容器管理？

3. 请你说一说，在一个密闭反应釜内进行焊接动火作业需要办理什么票证并有哪些注意事项？

书网融合……

微课   划重点   自测题

制药单元操作安全技术

学习目标

知识要求

1. **掌握** 原料药常见的反应类型；制剂生产中的安全控制要求；中药生产过程的安全风险评估及控制技术。

2. **熟悉** 原料药、制剂、中药的生产流程及不同工序的安全管理要求。

3. **了解** 洁净厂房的安全设计要求；"三废"综合治理；以及一些特种设备的安全使用注意事项。

能力要求

1. 会严格遵守制药安全操作规程。

2. 会遵守生产前、中、后的安全管理要求，最大限度降低差错、降低污染、降低安全风险。

3. 会对原料药、制剂、中药生产过程进行安全风险评估。

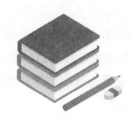

我国是医药生产大国，药品制造按加工对象不同可分为原料药生产、药物制剂生产、中药生产等类型。相对于药物制剂而言，原料药和中药制品的生产往往包含复杂的化学变化和生物变化过程，具有较为复杂的中间控制环节，不同品种的生产设备与操作工艺也大为不同，但是其生产过程都是基于一个个的化学单元反应组成，基于一个个的单元操作来完成的。

所谓单元操作就是指在制药生产中具有共同的物理化学特点的基本操作。比如流体输送、过滤、传热、蒸发、制冷、干燥等。这些制药单元操作既是能量集聚、传输的过程，也是第一、二类危险源相互作用的过程，控制单元操作的危险性是企业安全生产的重点。

 任务一 原料药常见单元反应类型与安全控制

PPT

实例分析

微课1

实例 硫酸二甲酯是企业和实验室做科研常用的甲基化试剂。它是无色略有葱头味道的油状可燃液体，有毒。遇水迅速分解成硫酸和甲醇。2019年某制药企业某车间甲基化岗位对设备刷洗置换，并在硫酸二甲酯管路上加了盲板，用鼓风机对设备进行强制通风置换半小时后，安排检修人员下罐检修搅拌器，经2小时检修作业完成。但是此时检修人员甲感觉眼睛红肿、疼痛。立即送到职业病防治院进行检查，诊断为急性硫酸二甲酯接触反应、双眼化学性灼伤。

分析　检修人员接触硫酸二甲酯中毒的原因。

第一，甲化罐刷洗不彻底；设备刷洗后未对刷洗效果进行仪器或试剂检测确认。

第二，检修人员未按规定佩戴过滤式防毒面具，只戴了防毒口罩。

第三，作业前通风置换不彻底，原料药生产设备空间受限，应在作业前30分钟内采样分析，分析合格后方可进入作业。

原料药是指用于生产各类药品制剂的原料物质，是制剂中的有效成分，由化学合成、植物提取或者生物技术制备的各种可用来作为药用的粉末、结晶、浸膏等，但病人不能直接服用的有效物质。我国是原料药生产大国，现有医药企业中已经通过 GMP 认证并注册的原料药生产企业有四千多家，其中解热镇痛、心脑血管、抗肿瘤等许多原料药品种在国际市场占有较高的份额，规模优势明显。

原料药不同于药物制剂。原料药病人无法直接服用，需要进一步加工做成制剂。常见的单元操作类型有物料输送、加料与出料、加热与传热、加压与负压、过滤与干燥，粉碎与混合等。

一、物料输送与加料出料安全操作

1. 物料输送　是指借助各种输送机械设备将不同原料、中间品及成品从一个地方输送到另一个地方的过程。物料的形态不同，输送方式也不同。输送易燃易爆物料时应该使用防爆设备。

（1）固体物料输送　医药生产中，许多种原料、半成品和成品处于固体状态，需要从一处输送到另一处，固体物料的输送要保证效率和维持物料的品质。需要借助皮带、齿轮、传动轴、斗式输送、气力输送等设备，还有借助高位槽形式，利用物料自身重力由上向下卸料。

不同输送方式的操作注意事项及安全控制见表5-1。

表5-1　不同输送方式的操作注意事项及安全控制

不同的输送方式	操作注意事项	安全控制
皮带输送	皮带连接处要平滑，松紧要适当，防高温、防偏斜、防撕裂；皮带与皮带轮接触部位防止肢体或头发被卷入，易造成断肢、头皮撕裂等伤害，甚至危及生命	安装防护罩、采用皮带跑偏检测、打滑检测，采用触线紧急刹车检测装置调整装置、穿戴防护服
齿轮传动	要保证齿轮与齿轮、齿轮与齿条、齿轮与链条很好的啮合；要保证齿轮、齿条和链条要有足够的强度，链条的松紧适当，负荷均匀，防止卡料折断链条	齿轮松紧适当、负荷均匀、啮合好、强度高、防止卡料、啮合部位有防护装置等
管链输送	管链输送机内置链条与碟片构成整个输送系统，当输送黏性物料时，链条上的碟片便推动物料形成稳定的料流，保证设备的工作效率。物料基本不会黏附于输送设备上，降低了设备清洁的难度	输送能力大，需要配备清洁设备，链条和碟片管道需要加防护装置

续表

不同的输送方式	操作注意事项	安全控制
传动轴输送	传动轴部位由 轴 + 联轴节 + 联轴器 + 键 + 固定螺丝构成。存在机件磨损较严重、输送量较低、能耗大、物料易破碎等缺点。高速旋转造成事故，需要安装防护罩。如螺旋输送机，它适用于颗粒或粉状物料的水平、倾斜和垂直输送，不适宜输送易变质的、黏性大的易结块的物料	安装防护罩，还应设置安装超负荷、超行程自动停车和紧急事故停车装置；对设备经常维护（润滑、加油、清洁等）；检修时一定要采取断电或专人看管等措施，最好在传动部分上卡子，一定避免检修过程中突然送电造成的人身伤害
气力输送	气力输送机是指在管道中借空气的动能或静压能使物料按指定路线进行输送的方式。优点是生产效率高，设备构造简单、自动化程度高、可同时进行混合、粉碎、分级等工艺操作。缺点是动力消耗大，物料易于破碎。对于黏附性或高速运动时易产生静电的物料输送不适用	最大的安全问题是系统堵塞、由摩擦静电引起的粉尘爆炸。为防止系统堵塞，应尽可能采水平输送，输送管道内壁光滑，保证管道密闭性好。防静电的预防措施：应选用导电性能好的管道并有良好的接地；保证输送速度不应超过该物料允许的流速；粉料不要堆积管内，要及时清理管内壁

（2）液体物料输送　液体物料输送主要用到的设备是泵。泵的种类较多，通常以离心泵和往复泵使用最为常见。泵的安全控制措施如下。

1）泵的安装基础要牢固，泵的进出口与管道连接处必须紧密。设备和管道均应有良好的接地，泵轴密封，保持油位 1/2 ~ 2/3 处。泵在工作时，应随时检查地脚螺丝是否松动，以防振动造成物料泄漏，甚至火灾爆炸。

2）严格按照泵的安全操作规程进行操作。开车时接通电源，先进料再启动，避免吸入口产生负压抽瘪设备；停泵时应注意先关出口阀，后停泵。同时，用各种泵类输送可燃液体时，管道流速不应超过安全流速，以防静电聚集，引起火灾。

3）往复泵使用时应注意检查活塞、套缸、法兰是否松动，防止发生物料泄漏；开车时应该先充满物料再开口阀，最后再启动泵。注意流量应用转子流量计调节，严禁使用出口阀调节，否则会造成内缸压力急剧变化，引发事故。

4）在药品生产中，也有用压缩空气作为动力来输送一些酸碱等腐蚀性液体的情况。注意使用的设备应当属于压力容器有足够的强度才可以。

（3）气体物料输送　气体输送设备主要有通风机、鼓风机、压缩机、真空泵等。其中以压缩机最为主要。

压缩机操作应该注意：噪音大应隔离设置。气缸、储气罐以及输送管路应有足够的强度，要安装经核验准确可靠的压力表和安全阀（或爆破片），以防因压力增高而引起爆炸。可燃气体和易燃蒸气的抽送应符合防爆等级要求。另外，压缩机在运行中不能中断润滑油和冷却水，冷却水不能进入气缸，以防发生水锤。要经常检查压缩机的垫圈及与物料接触的部件是否腐蚀，工作现场应配备防火措施。

2. 加料安全操作　医药生产中常用的加料方法有加压投料法、真空抽料法、人工投料法三种。

请你想一想

黏性固体物料应该使用什么样的输送设备较好？说说你的理由。

加压投料和真空抽料时应检查设备的密封性，控制流速，以防在管道出口蓄积静电，形成爆炸性混合物。人工加料时应做好安全防护。易燃、有毒的液体原料不宜采用人工投料法，固体物料除用抽料法投料外，大多采用人工投料。人工投料原则上都是低温投料，投料全部结束后再加热，先加水后投料，以免投料时蒸汽大量溢出。

3. 出料安全操作　出料一般应先降温后出料。易燃易爆物料出料时应先对系统进行惰性气体置换，堵塞时应该采用木棒疏通，严禁铁器敲击；如果是爆炸品应先加入溶剂溶解疏通后，再出料。

> **请你想一想**
>
> 对于易燃液体物料能不能采用压缩空气压送，为什么？

你知道吗

离心泵的操作要点

泵是液体的输送机械，可以将电机及其轴动力的机械能转换给液体，变成势能或动能。泵的类型很多，主要有叶片式、容积式和其他类型。其中，叶片式以离心泵较为常见；容积式以活塞泵、隔膜泵、螺杆泵和齿轮泵居多。生产中常见离心泵的操作要点如下。

1. 泵启动前必须灌满液体，否则启动后不能输送液体。

2. 启动时应将出口阀关闭，这时启动功率最小，可避免烧电机。

3. 泵运行时要经常检查密封的泄漏情况及发热情况。

4. 停泵前，首先关闭出口阀，防止停车时液体倒流，冲击叶轮。

二、加热传热与冷却冷凝安全操作

1. 加热及传热安全操作　常用的加热方式有直接火加热、蒸汽或热水加热、载热体加热以及电加热等。

（1）**直接加热安全注意**　加热器与加热设备间应完全隔离，杜绝厂房内存在明火。加热残渣应经常清除，避免局部过热。以气体和液体为燃料时，点火前应吹扫炉膛排出干扰物，防止点火发生爆炸；当加热温度接近物料自燃点时应采用惰性气体保护。锅炉以固体煤粉为燃料，点火时炉膛内应保持一定存量的灰分，避免煤粉爆炸。

（2）**水蒸气和热水加热安全操作**　应定期检查蒸汽夹套和管道的耐压强度，并在加热套内安装压力表和安全阀。

（3）**载体加热**　一般指充油夹套加热。注意夹套应用砖墙完全隔绝、密闭，避免热油泄漏。

（4）**电加热**　首先电加热器不能放在易燃物附近。实验室的采用插头电源给导线供热，企业的电加热器应该设置单独的电路，并安装适合的熔断器。其次，电炉丝应该用耐高温的线圈绝缘密封保护，防止与可燃物直接接触。最后还应该注意功率匹配，以防短路引起电火花。

另外，加热操作要严格遵守岗位标准操作规范，保证适宜的反应温度、适宜的升温速度，严密注意压力变化，正确选择加热介质。

2. 冷却、冷凝安全操作 冷却、冷凝操作在医药生产企业应用十分普遍，主要用于反应产物的后处理和分离操作。他们的主要区别在于被冷却的物料是否发生相的改变，若发生相变则称为冷凝，否则，如无相变只是温度降低则为冷却。冷却在环境温度以上的，一般使用循环水作为冷却介质；冷却在15℃左右的，一般使用地下水；冷却温度在0~15℃时，可以用冷冻盐水。冷凝采用冷凝器。

安全操作注意事项

（1）正确选用冷却冷凝设备 根据物料的温度、压力、性质及工艺要求选择设备及冷却剂。忌水物料的冷却不宜采用水作为冷却剂。

（2）严格注意冷凝、冷却设备的密封性 防止物料窜入冷却剂，混合，引发各类事故。

（3）操作中冷却、冷凝介质不能中断 应采用自动调节装置进行温控和压力调节。

（4）注意排空保护 开车前清理积液，过程中及时检查，防止物料堵塞设备及管道。

3. 冷冻安全操作 工业生产中，蒸汽液化、组分低温分离以及某些物料储藏和运输，常常需要把物料降到比水或周围环境温度更低的情况，这种操作需要冷冻。常用的制冷剂有液氨、氟利昂，温度可达 –15℃以下。

冷冻过程的安全注意

（1）制冷系统的压缩机、冷凝器、蒸发器以及管路系统，应注意耐压等级和气密性，防止设备、管路产生裂纹、泄漏。此外，应加强压力表、安全阀等的检查和维护，以防腐蚀。

（2）应注意其低温材质的选择，防止低温脆裂发生。

（3）当制冷系统发生事故或紧急停车时，应注意被冷冻物料的排空处置。

对于液氨压缩机，由于液氨的易燃易爆特点，因此电气设备需要特种防爆；润滑油应低温下不冻结且不与制冷剂发生化学反应，且油分离器应设于室外。

> **请你想一想**
>
> 食品冷冻中常采用氨气作为冷冻介质，如果因安全装置松动，导致氨气泄漏，请问现场可能会导致什么样的事故？尝试在生产现场做一个有关氨气危险的安全警示牌。

三、过滤、蒸发、干燥安全操作

1. 过滤安全操作 过滤是指在外力的作用下，悬浮液中的液体通过多孔介质的孔道而固体颗粒被截留下来，从而实现固、液分离的操作。过滤操作广泛用于制水系统、水处理系统、悬浮液回收处理等。常见的过滤方式有加压过滤、真空过滤、离心过滤三种。

（1）加压过滤　首先是过滤器应符合压力容器的要求，系统密闭不得泄露，防止压力下物料高速喷出，产生静电，引起火灾爆炸。其次，应该控制升压速度和压力，严密监视压力表，防止压力猛升导致喷料。最后，加压过滤器应该安装防爆装置，如爆破片、紧急排放管，防止压力过高引起装置爆炸。另外，还需要及时清理过滤器卫生，避免堵塞过滤介质。

生产上常见的有板框过滤和正压过滤。板框过滤应做好接地。正压过滤也称小型机械过滤，主要用于小型药厂、食品饮料和实验室等小型单位，是过滤液体、澄清和除菌处理的首选产品。常见的有多介质过滤、活性炭过滤和膜过滤，这些设备在水处理工程中，往往联合使用。膜过滤机介质是微孔滤膜，属精密过滤；功能是去除水中的微粒和细菌。多介质过滤机介质是精制石英砂、无烟煤、铁砂等，功能是滤除悬浮物、有机物、微生物等，降低水的浊度，提高水的洁净度。活性炭过滤介质是活性炭，功能是吸附去除水中有机物、胶体、微生物、游离氯、嗅味和色素。膜过滤机介质是微孔滤膜，属精密过滤；功能是去除水中的微粒和细菌。开车前应检查过滤机、真空泵各部位是否良好，确认正常后方可按工艺顺序要求开车，按岗位 SOP 操作。

（2）真空过滤　抽滤开始速度一定要慢，等到真空度慢慢提升到规定值才可以提高抽滤速度，主要是为了防止静电。另外应避免滤液蒸汽进入真空系统，可设置蒸汽冷凝回收装置。

（3）离心过滤　要防止剧烈振动、防止杂物落入并严禁不停车取样或者清理卫生。

2. 蒸发安全操作　在医药食品工业生产中常常需要将溶有固体的稀溶液进行浓缩，以便获得固体产品或者回收溶剂，这种操作过程就叫蒸发。蒸发按操作压力不同分为常压蒸发、加压蒸发和减压蒸发。为了防止药物活性分子分解，医药企业生产一般采用减压蒸发（也叫真空蒸发）。

蒸发操作安全注意　应该严格控制蒸发温度，防止结晶、沉淀或污垢产生，防止堵塞设备。另外，还应该保证蒸发器内的液位恒定，严禁一旦蒸发器内溶液被蒸干，又立即加入溶液，使得溶剂大量气化引起超压，发生爆炸事故。这种情况下，应该停止供热，待冷却后再加料开始操作。

3. 干燥安全操作　干燥是利用热能除去固体物料中的水分或溶剂的单元操作。是医药企业生产中制备固体产品常用的操作过程。常用干燥设备分为厢式干燥、转筒干燥、气流干燥、沸腾干燥、喷雾干燥等，他们都属于对流干燥，也就是气流与物料直接接触加热。除此之外，还有微波干燥、辐射干燥、传导干燥，这些在大规模的医药生产中使用较少。

对流干燥操作安全注意　严格控制干燥温度，防止局部过热物料分解；严格控制气流速度并有良好接地装置，防止与物流碰撞摩擦产生静电；严格在干燥室内放置易燃易爆物质；定期清理干燥设备中的死角积料。

> **请你想一想**
> 查阅资料，说一说如何根据不同的粒径选择不同的过滤方法？

真空干燥最后在清除真空时，一定要先降低温度后才能泄压，以免引起火灾爆炸。

任务二　药物制剂安全生产技术

微课 2

PPT

实例分析

实例　某制药有限公司片剂车间四楼洁净区，当班职工按工艺要求在制粒操作间进行混合、制粒、干燥等操作。9 时 30 分许，检修人员给空调更换初效过滤器，断电停止了空调工作，导致洁净区失去空气循环。制粒操作间干燥烘箱的循环热气流使物料中的水分和乙醇蒸发，越来越多的乙醇蒸气不能从排湿口及时排走，烘箱内蓄积了大量的乙醇气体。同时，由于当时房间内空调已停止工作，整个洁净区的空气也无法被新风置换，乙醇气体弥漫了整个房间。加之洁净区电气设备不防爆。致使烘箱送风机或轴流风机在运转过程中产生的电器火花引爆了已经达到爆炸极限的乙醇气体。

事故结果：四楼生产车间的各分区隔墙、吊顶隔板、通风设施、玻璃窗、生产设施等全部毁坏；整个四层洁净区大面积燃烧。部分现场人员和受伤人员受安全通道的限制不能及时逃生，导致 5 人被烧死亡，6 人重伤，2 人轻伤。

分析　洁净区起火原因。

第一，空调通风设备的正常运行是洁净区安全生产的前提。空调检修需停车时，岗位不能组织生产。

第二，洁净区应配备防爆设备，工作人员穿着防静电装备，操作应回避危险动作（如不敲打和撞击设备等）。

第三，洁净区安全出口、消防通道要畅通，安全疏散指示标志、应急照明要完好。

第四，车间应该在日常安全工作中做好灭火、应急疏散处置预案，组织员工做好逃生演练。

药物制剂不同于原料药，它是为了治疗或预防的需要，根据药典、药品标准、制剂规范等规定处方，制备的不同给药形式的具体品种，可以直接服用。药物制剂生产主要在洁净厂房或洁净室（clean room）内组织生产。

一、洁净厂房安全设计

洁净厂房又称无尘室或洁净车间。洁净厂房是指将一定空间范围内空气中的微粒子、有害空气、细菌等污染物排除，并将室内之温度、湿度、洁净度、室内压力、气流速度与气流分布、噪音振动及照明、静电控制在某一需求范围内，给予特别设计的厂房。按其洁净度等级可分为 A 级，B 级，C 级、D 级四个等级。一般来说，新建的洁净厂房一般有着严格的消防安全要求控制，但其结构特点少窗少门，空气密闭无尘；内部结构复杂，通道曲折，会给消防安全带来很大的难题。

因此，洁净厂房的防火设计应符合现行消防技术规范标准，其安全设计必须与电气、照明、空调、设备、防火防爆等在设计、施工、安装上遵守"三同时原则"。

1. 洁净厂房总体设计应根据产品生产工艺要求确定　生产区、辅助区、管理区、公用动力设备等均需考虑整体设计。在布置洁净室时，力求做到平面形状简洁，功能分区明确，管线隐蔽；合理安排、布置生产洁净区、人员净化、物料净化、工艺设备及相应物料供应管线、净化空调。同时，设计要求满足温度、湿度、气流流型要求，水、电、气的要求以及噪声、震动等要求。

2. 空调净化系统做好防火设计　空调系统的送风系统、排风系统、回风系统应设置调节阀、止回阀。电加热器应布置在高效空气过滤器的上风侧，并应有防火安全措施。总风管穿过楼板和风管穿过防火墙处，必须设置防火阀。洁净室的排风系统设计，应采取防倒灌措施；含有易燃、易爆物质的局部排风系统应采取防火、防爆措施。

3. 建筑主体结构应按照消防要求进行设计　根据《医药工业洁净厂房设计规范》GB50457-2014 要求：新建和改建洁净室应满足防火和疏散、消防设施等设计规定。其主体建筑应为一、二级耐火等级；吊顶、分隔墙等结构配件及保温、隔热、装饰材料应尽量采用不燃材料或经过防火处理的材料。

出入口或拐弯处应有紧急照明灯。在专用消防口应设置红色应急灯。有贵重、高精密仪器仪表和电气设备的洁净室，应配备二氧化碳、卤代烷或喷水灭火装置。走廊上还应设有紧急报警的按钮和电话等。洁净车间可能产生静电危害的设备、流动液体、气体或粉体管道应采取防静电接地措施。电气设计与施工安装应协调。

4. 工作现场的安全设计

（1）严格执行安全定置管理，设备、物料、工具、设施等不得超出线外设置或放置。

（2）堆积物品应遵守一定高度的限制，不要在灭火器、消防栓、出入口、疏散口、配电柜等附近放置东西。

（3）设备应定期检查，定期润滑保养；有故障待修的应切断电源开关，明确标示。

（4）严禁将火柴、香烟、打火机等带入洁净厂房；严禁倚靠设备；严禁在洁净厂房内跑动或饮食。

（5）洁净区使用的物料应控制在最低限度，不存放多余的物料及与生产无关的物料。

（6）洁净区内的原辅料、内包装材料、容器、工具必须放在不影响气流的规定位置。

（7）对于进入洁净厂房的人员应严格控制和监督，严格控制进入洁净区的人数，非洁净区人员未经批准不得入内。

（8）任何生产过程都要进行标准化管理，严格按 SOP 操作。

5. 安全设施的要求　做到四有四必：有台必有栏、有洞必有盖、有轴必有套、有轮必有罩。

> **请你想一想**
> 洁净厂房在设计时从消防方面应重点考虑哪些安全要求？

二、固体制剂生产过程安全控制

固体制剂包括散剂、颗粒剂、片剂、胶囊剂、滴丸剂、膜剂等，在药物制剂中约占70%。主要制备流程如下：

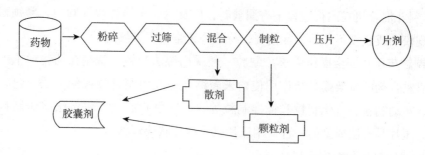

对于固体制剂，物料的混合度、流动性、填充性非常重要，直接影响药物含量均匀度问题；因此，与此相关的单元操作粉碎、过筛、混合等操作，是我们重点要讲的三个环节。

1. 粉碎与过筛　粉碎是将大块物料变成粉状的过程。为防止金属物品落入设备，粉碎过程中必须加装磁性分离装置。过筛就是将粒子群按粒子的大小、比重、带电性以及磁性等粉体学性质进行分离的方法。过筛过程中易发生的危险因素有粉尘、静电爆炸、中毒和噪声伤害。

（1）粉碎研磨过程安全注意事项　①操作转动的机器设备时，不应佩戴手套；②防止摩擦产生静电，粉碎装置应接地；③为确保易爆易燃物质粉碎安全，应采用惰性气体保护；④针对初次粉碎的物料，应做安全试验，观察其是否粘结、燃烧、爆炸或分解放出毒气。

（2）过筛过程安全注意事项　①加强捕尘及通风，降低粉尘浓度；②佩戴好防护用品；③选择封闭性好的设备，减少粉尘或噪声；④加防护罩，防机械伤害。

2. 整粒与混合　整粒是将团块物料粉碎或者用于湿料制粒以及热敏性物料粉碎。混合就是把两种或多种物料相互分散而达到一定均匀程度的单元操作。常用的设备有V型混合机、多向运动混合机和双锥混合器等。混合机料斗内的装量一般不宜超过该机总容量的2/3。

（1）整粒　安全方面的重点是做好粉尘污染防范。具体措施：①整粒机必须装有除尘装置；②特殊品种如抗癌药，应该有独立的操作室，且相邻房间保持相对负压，操作人员应有隔离防护措施；③除尘的粉尘应集中处理；④整粒机的漏斗应装有金属探测器，除去颗粒中的金属屑。

（2）混合机安全操作事项

1）混合机启动后，严禁进入混合料斗运行区内，人应在防护线外，操作人员不允许长时间离开生产现场。

2）混合机在运行中，不得将手及硬物伸入或靠近混合料斗。

3）料斗混合机在运行时，发生异响、怪叫或漏油、偏离等不正常现象应立即停机检查，不得让设备带病运行。

4）加料、清洗时应防止损坏加料口法兰及桶内抛光镜面，以防止密封不严和物料粘积。

5）料斗混合机在运行过程中有漏料时，应及时停车检查快开阀门，紧锁密封圈等是否出现松动或紧锁不严等异常情况，待检修正常后再继续运行。

3. 制粒与压片安全操作要求　制粒一般采用湿法制粒，就是在药物粉末中加入黏合剂，靠黏合剂的桥架或黏结作用使粉末聚结在一起而制备颗粒的方法。包括湿法挤压制粒、转动制粒、流化制粒和搅拌制粒等。在这里我们主要讲湿法挤压制粒安全操作要点。压片是干法成型的一种，用压片机压成片状或环状。

（1）湿法挤压制粒安全操作要点

1）生产前要准备好生产所用的原辅料和粘合剂或湿润剂质量是否符合要求。手动对各部件进行动态检查，检查生产所用一切用具容器是否干净。

2）操作过程中严格按照标准操作规范（SOP）要求进行操作。设定继电器的搅拌混合时间；先启动混合电机，后启动粉碎电机进行原辅料的干混；按工艺要求设定混合制粒时间。

3）结束后，关闭电源必须待机器完全停止后方可打开容器盖，进行投料、取料、清洁等。

注意：当制粒机负荷运行出现异常噪音或振动时，必须立即停机，排除故障后，方可使用。制粒机每次投料，只能按容器容积的 $1/3 \sim 2/3$ 加入原辅料。

（2）压片机安全操作注意事项

1）开机前，提前做好上、下冲和冲模的准备，要求冲及冲模干净并消毒后使用。按设备操作规程安装，压片机空转完成一个工作循环，确认机器运转正常。

2）对压力调节、速度调节、填充调节、片厚调节等项目进行调节时，必须缓慢地进行，切忌迅速地大幅调节，以免过载造成停机或故障。

3）当机器出现异常噪音、振动或各调节装置电气失灵时，必须立即停机，检查并排除故障后，方可继续开机生产。

> **请你想一想**
>
> 在固体制剂生产中，请任选一单元操作说明其操作存在的主要危险因素？

三、液体制剂生产过程安全控制

液体制剂是指药物分散在液体分散介质中形成的内服或外用的液态制剂。根据给药途径可分为口服溶液剂、耳用溶液剂、眼用溶液剂、外用溶液剂还有注射剂等。其中，注射剂的主要生产工艺：配液→精滤→洗烘瓶→灌封→灭菌→灯检→贴签→外包。配液、洗灌封和灭菌是最关键的三个单元操作。

1. 配液安全操作

（1）生产前检查 所有称量器具、仪器仪表等均在校验周期，各设施设备已清洁灭菌，状态标志明显；生产现场卫生整洁，无上批次遗留物；文件记录齐全。

安全措施：佩戴好防护用品；设备加热装置要加防护罩，防烫伤和机械伤害。

（2）生产过程 严格执行岗位 SOP 操作。开车注意：正确开启搅拌、加注射用水适量、活性炭防尘、药液煮沸防烫，蒸汽阀开启平稳，按时取样检测，防护穿戴齐全；浓配液打入稀配时注意各阀门开启情况并复核，避免差错；所使用的容器应洁净并在期限内使用；岗位物料妥善保管和存放；按时科学取样检测，并记录结果。

（3）生产结束 应清理生产现场遗留物，撤去本批生产状态标志及相关生产记录等；按《配制系统在线清洗（钝化）、消毒、灭菌操作程序》对配液系统进行在线清洗、消毒；碳棒按《碳棒处理操作程序》清洗、灭菌；滤器按《过滤器清洗灭菌操作程序》进行清洗、灭菌；清洁容器具及厂房；由工序负责人和质量监督员检查确认合格后，方可离场。

2. 洗灌封安全操作 一般指大输液生产工艺中的洗瓶、灌装、焊盖三工位一体的单元操作。设备一般采用洗灌封联动一体机。整个机器由行瓶、夹瓶传递装置、离子风清洗、灌装、焊盖等装置和机架、电气控制、气动控制、传动系统及在线清洗和灭菌系统组成。

（1）生产前 应当做好设备相关运行确认和性能确认；严格按照 SOP 标准操作执行。

（2）生产过程 应注意每批药液稀配结束至灌封结束操作时间不超过 4 小时。期间应检查装量，每 30 分钟检查焊盖外观，无漏液、碳化现象；及时添加聚丙烯组合盖，保持生产连续性；塑瓶中间品易产生静电吸附，操作过程应注意个人卫生和岗位卫生，A 级层流罩下的操作人员不得裸手操作。

（3）生产结束 应清除振荡器和轨道内剩余的组合盖，清洁、消毒振荡器和轨道；按《洗灌封联动线清洁、消毒、灭菌操作程序》清洁、消毒或灭菌洗灌封系统；拆除终端过滤器送至稀配岗位，并按照《滤器起泡点试验操作程序》进行起泡点试验，按《过滤器清洗灭菌操作程序》进行清洗、灭菌；清洁容器具及厂房、地面；检查水、电、气（汽）；撤去本批生产状态标志及相关生产记录；废物料放入指定存放间或移交；由工序负责人和质量监督员检查确认合格后，质量监督员签发清场合格证。

3. 灭菌 灭菌操作是将灭菌物品放入灭菌器室内，关紧灭菌器门，按照灭菌安全操作规程进行操作，注射剂常用湿热灭菌法，一般灭菌温度 121℃，时间 30 分钟。灭菌结束，严格按操作规程开启灭菌器门。

请你想一想

在液体制剂生产中，如何减少其染菌的概率？

你知道吗

紫外线的危害

紫外线消毒灯大多数是利用汞灯发出的 254nm 的短波紫外线（UVC）来实现消毒的。特点：波长较短，携带的能量较大。

如果在没有防护措施的情况下，会对人体造成直接伤害。

1. 人的眼睛与皮肤若暴露在紫外线灯光线下 3 分钟以上，就有可能超过世界卫生组织（WHO）及国际非电离辐射保护委员会（ICNIRP）所制订的人体安全界限。

2. 如果直接照射 15 分钟后，就会使眼结膜损伤，导致电光性眼炎，双眼突然剧烈疼痛，有异物感，畏光、流泪或眼睑痉挛等。

3. 长期照射会损害眼睛及皮肤，导致眼部创伤及皮肤严重灼伤，并可能导致皮肤癌。

任务三　中药安全生产技术　微课3

PPT

实例分析

实例　湖北某中药制药厂皂素车间生产避孕药中间体，以汽油作为溶剂，提取黄山药、川地龙两种植物中的皂素并浓缩加工。为了去掉植物废渣中含有的残留汽油，将药渣放入蒸发罐中进行加压、加温处理、2 小时后，将药渣排放到空地上自然挥发 6~8 小时，使药渣中残留汽油基本除净。由于药渣是用汽油浸泡过的木质纤维，极易燃烧，为此，当地农夫天天将该厂排出的药渣拉回家中烧火用。

5 月 18 日早上 7：30，有 14 名农夫随着上班职工一起进入堆放药渣处装运废渣。当班职工告诫农夫，药渣刚从罐中排出，自然蒸发残留汽油时间太短，劝阻不要装运。但农夫基于早运完回家收麦子，不听劝阻，强行哄抢。在挖装药渣过程中，使现场空气中的汽油含量很快到爆炸极限。8 点 02 分，一农夫打火吸烟，当即引起爆炸和燃烧。经全厂职工扑救，大火很快被扑灭，但农夫当场烧死 10 人，重伤 1 人，轻伤 3 人。

分析　该中药制药厂发生火灾的原因。

1. **造成事故的直接原因**　挖装药渣现场空气中的汽油含量达到爆炸极限，同时农夫打火吸烟，导致爆炸和火灾事故的发生。

2. **事故间接原因**　制药厂对药渣处治管理制度不完善，对外来人员安全管理没有防范措施。

3. **事故教训和防范措施**　汽油、酒精灯易燃液体极易挥发，现场浓度过高极易超过爆炸极限。因此，一方面现场严禁烟火，控制人的不安全行为，严防明火及一切着火源。另一方面，环境要始终保持有效通风、排气，降低挥发气体浓度；同时现场的设备做好安全检查，防火制度落实由专人检查。

一、中药生产安全控制

中药是我国传统药物的总称。中药的来源除部分人工制品外，主要是天然的动、植物和矿物。因植物药占中药的大多数，所以中药也称中草药。中药制品是指在中医药理论指导下，用以防病、治病的天然药物及其制品。包括中药材、中药饮片和中成药。

中药材是指药用植物、动物和矿物的药用部分采收、捕获或开采后，经产地初加工形成的原料药材。多数情况下需经炮制才可直接入药。它应符合《中华人民共和国药典》中的药品标准，是药材原植物、动物、矿物除去非药用部位的商品药材。药材未注明炮制要求的，均指生药材，应按药材炮制通则的净制项进行处理。

中药饮片是在中医药理论指导下，按照传统加工方法，将药材净制、切制、炮炙处理制成一定规格的饮片以适应医疗要求及调配制剂的需要，保证用药安全有效。中药饮片必须按照国家药品标准炮制，市面上的中药饮片都应该能追溯到合法的生产企业。

中成药是指以中药材为原料，在中医药理论指导下，为了预防及治疗疾病的需要，按规定的处方和制剂工艺将其加工制成一定剂型的中药制品，是经国家药品监督管理部门批准的商品化的一类中药制剂。因此，作为供临床应用的中成药，不但要具备相应的药名、用法用量、规格和特定的质量标准及检验方法，而且要有确切的疗效、明确的适用范围、应用禁忌与注意事项。中成药包括固体制剂，如丸剂、冲剂、片剂等剂型；液体制剂，如合剂、糖浆剂、注射剂等剂型。

中药制品的生产流程包括中药材的前处理（净制、切制、炮制等）、中药的提取与分离、浓缩与干燥、制剂的成型过程等。

1. 中药材的前处理　中药制剂制备之前，原料为动、植物及矿物，投料之前都要进行适当的前处理。中药前处理包括净制工段（净选和清洗）、切制工段（分选、润、切、干燥等）、炮制工段（净料的蒸、炒、炙、煅、煮等炮制方法）。前处理完成后，制成中药制剂所需要的原料。

中药前处理工序安全要求

（1）前处理所需厂房与设施应按生产工艺流程合理布局，并设置与其生产规模相适应的净制、切制、炮制等操作间。中药材炮制与粉碎等生产操作要与其制剂在厂房设施、生产设备、人物流向及生产操作等方面严格分开。

（2）毒性中药材加工、炮制应使用专用设施和设备，并与其他饮片生产区严格分开，生产的废弃物应经过处理并符合要求。

（3）清洗中药材时，应当使用流动的饮用水，用过的水不得用于清洗其他中药材。不同的中药材不得同时在同一容器中清洗、浸润。净制后的中药材和中药饮片不得直接接触地面。中药材、中药饮片晾晒应当有有效的防虫、防雨等防污染措施。

（4）直接入药的净药材的粉碎操作应参照洁净区管理。

（5）中药材炮制过程中用到的工具及容器表面要整洁、易清洗、消毒时不易产生脱落物。

在中药材的炮制过程中，极易产生药物粉尘；切药机器易产生噪声；煅制自然铜等矿物药的过程中，会产生有毒气体；用硫黄或明矾炮制的中药会含有部分硫化物或铝元素等。这些炮制过程产生有毒有害的物质，对工作人员造成健康危害。这些容易产生有毒气体的工序，生产车间要采取工艺措施降低有害气体的危害。车间内可设置通风换气装置，或采用污染废气净化等措施。个体防护措施应到位，生产时不裸露皮肤，佩戴呼吸防护用品（如防毒面具）、防护眼镜、防护手套等。

2. 中药的提取与分离工序　中药的提取是指将化学成分从原药材中提出的过程，目的是为了进一步制剂，减少服用量。分离一般是指固液分离，是采用一定的方法从药材浸提液中除去不溶性杂质的过程。常用的方法有沉降分离法、离心分离法、滤过分离法等。

提取分离操作中用到大量的溶剂及有的提取法还需要加热、过滤。

常用的溶剂有水、亲水性有机溶剂（如乙醇、甲醇、丙酮等，以乙醇最为常用）、亲脂性有机溶剂（如石油醚、苯、三氯甲烷、乙醚、乙酸乙酯等）。

常用的提取方法有浸渍法、渗漉法、煎煮法、回流法、水蒸气蒸馏法。其中，煎煮法、回流法、水蒸气蒸馏法等需要采取加热方式进行。

（1）提取加热　应选择适当的加热方式、保证适宜的反应温度、保持适宜的升温速度、严密注意压力变化。对于易燃易爆的有机溶剂就不能选择直火加热或电加热，应选择通过蒸汽或热水加热。温度太高会破坏中药材有效成分的化学结构，还可能发生冲料、燃烧、爆炸等生产事故。升温速度不能太快，否则会造成局部高温，一方面会造成有效成分结构改变，另一方面会损坏设备。若压力超高，可通过排气措施及时调节压力，以免压力过高发生冲料、燃烧和爆炸事故。

（2）过滤操作　加压过滤应采用密闭过滤机以防逸出易燃、易爆、有害气体，并用惰性气体保持正压；取滤渣时，应先减压。离心过滤应严格控制电机安装质量，安装限速装置，同时需注意防止剧烈震动、防止杂物落入离心机内，机器停止后才能进行器壁清理。

3. 中药提取液的浓缩与干燥工序　药材经溶剂提取得到的提取液一般体积较大，所含成分浓度较低，所以需要对提取液进行浓缩，以利进一步分离精制。提取液的浓缩主要通过蒸发或蒸馏来完成。常用的方法有常压蒸发、减压蒸发、薄膜蒸发等。

中药提取液的干燥是指利用热能使湿物料中的水分汽化除去，从而获得干燥品的工艺过程。干燥的方法主要有常压干燥、减压干燥、沸腾干燥、喷雾干燥、冷冻干燥等。

生产中进行浓缩操作的设备为各类热源的蒸发器，可导致高温危害。干燥设备转动时可产生噪声和振动危害；远红外辐射干燥技术中的红外线电磁波则对人体有辐射危害。

安全注意事项

（1）蒸馏操作 根据有效成分的性质选择不同的蒸馏方法和设备，常压下沸点100℃左右的有效成分可采用常压蒸馏；沸点在150℃以上的应采用减压蒸馏；若沸点低于30℃的，应采用加压蒸馏。对于易燃液体的蒸馏一般不能使用明火作为热源。蒸馏过程中要防止蒸干，以免残渣焦化结垢后，造成局部过热引发事故。加压蒸馏时，除应保证系统密闭外，还应注意控制蒸馏压力和温度，并装安全阀，以防蒸汽泄漏和发生冲料，引发事故。减压蒸馏开机时，应注意先开真空泵，然后开塔顶冷却水，最后开加热；关机时，顺序相反。

（2）干燥操作 中药材提取物经过蒸发浓缩后，有的需要干燥制成浸膏。干燥时应注意：①干燥室不仅应与生产车间用防火墙隔绝，而且具备良好的通风设备，不能放置可燃物质；②应定期清理干燥设备内死角积料，以防积料长时间受热发生变化而引发事故；③使用对流干燥时应注意控制干燥温度和干燥气流速度，以防局部过热和摩擦产生的静电引发爆炸，并且干燥设备应有防静电措施；④使用真空干燥器时，应注意要降低温度后才能放进空气；⑤排除故障后，方可继续开机生产。

> **请你想一想**
>
> 中药材、中药饮片、中成药的区别与联系？
>
> 我们在药店中购买的有批准文号且有固定包装中药属于哪一类？

二、中药生产过程安全风险评估

中药生产过程安全风险评估是对药物的生产风险进行系统的分析评估，确定重点控制的目标，制定纠正和预防措施，确保产品质量，降低风险发生的可能性，提高可识别性，将风险控制在可接受水平。

中药生产过程中主要的危险有害因素包括：火灾、爆炸、中毒、机械伤害、触电、腐蚀、灼烫、高处坠落等。

1. 火灾、爆炸 生产过程使用的三氯甲烷、丙酮、苯、甲醇、乙醇、乙酸乙酯等属于甲类易燃液体，遇火源即发生火灾、爆炸。因此，储存和使用乙醇、苯等的生产设施均具有较大的火灾、爆炸危险性，如中药提取车间、乙醇储罐区等。风险防控与应急措施如下。

（1）乙醇储罐区的位置与周围建筑、设施等的防火间距应符合要求。

（2）乙醇储罐区要有不少于2处防雷、防静电接地。

（3）输送乙醇的泵、电机要防爆，泵及管道做好防静电接地，法兰要跨接。

（4）乙醇储罐应有排气管、呼吸阀和阻火器，排气管应高出屋面1.5m。

（5）运输车辆要有醒目的防火标志，有防静电的触地装置。汽车进入库区时排烟管要加盖防火罩。停车后立即关闭发动机。卸货完毕，待周围蒸汽散尽后才能再启动发动机。

（6）加强乙醇管理，设置安全标志，严禁明火及不安全作业。

（7）编制事故应急救援预案，并定期演习。

2. 机械伤害　生产车间内有筛选机、往复式切药机、粉碎机等各种机械，操作过程中违章作业，接触到转动的机器，将会造成机械伤亡事故。风险防控与应急措施如下。

（1）加强设备管理，按规程检查、维修，保持设备完好。

（2）转动部位设置完善的防护罩，并维护好。

（3）工人经过培训后上机，正确操作设备。

3. 腐蚀、灼烫　蒸汽锅炉高温蒸汽泄漏，作用于人体就会产生严重灼伤事故。人体接触蒸汽管道也会产生局部烫伤。生产过程中和实验室使用的其他危险化学品，如较高浓度的氢氧化钠溶液、硫酸、盐酸、硝酸等，操作不当，存在腐蚀、灼伤危害。风险防控与应急措施如下。

（1）加强设备检查和维修，保持完好不漏。

（2）蒸气管路和热设备保温良好，破损处及时维修。

（3）作业人员穿戴防腐工作服、鞋帽、戴防护眼镜，作业场所设置冲淋装置和洗眼器。

（4）制订安全操作规程，按规程操作。

4. 高处坠落　车间的钢平台距地面高度超过了2m，因此在生产操作、检修中麻痹大意或防护失效存在发生高处坠落的危险。风险防控与应急措施如下。

（1）平台防护栅栏完善。

（2）按规程操作，注意安全。

另外，落实生产区十四个不准等规章制度是降低安全生产风险的重要保障。

你知道吗

生产区的十四个不准

1. 加强火源管理，厂区内不准吸烟。

2. 生产区内不准未成年人进入。

3. 上班时间不准睡觉、干私活、脱岗和干与生产无关的事。

4. 班前、班上不准饮酒。

5. 不准使用汽油等挥发性强的易燃物质擦洗设备、用具和衣物。

6. 不按规定穿戴劳动保护用品不准进入生产岗位。

7. 安全装置不齐全的设备不准使用。

8. 不是自己分管的设备、工具不准动用。

9. 检修时，安全措施不落实不准开始检修。

10. 停机检修后的设备，未彻底检查，不准启动。

11. 未办高处作业证，不戴安全带，脚手架、跳板不牢不准登高作业。

12. 石棉瓦上不固定好跳板不准登石棉瓦作业。

13. 未安装触电保安器的移动式电动工具，不准使用。

14. 未取得安全作业证的职工，不准独立作业；特殊工种职工，未经取证，不准作业。

三、中药"三废"综合治理

中药三废是指中药生产过程中产生的废水、废气、废渣。

1. 中药废水处理原则及方法 中药废水主要包括原料的清洗水、原药煎汁残液和清场的冲洗水。这些废水的主要成分有天然有机污染物如糖类、蒽醌、生物碱、蛋白质、色素和他们的水解产物。其特点是：有机污染物浓度高；悬浮物，尤其是木质素等比重较轻、难以沉淀的有机物质含量高；色度较高；废水的可生化性较好；多为间歇排放，污水成分复杂，水质水量变化较大。

这些废水属于较难处理的高浓度有机污水之一，处理时应充分考虑：污水处理系统配套的减震、降噪、除臭等措施，防止对环境的二次污染。污水处理工艺的选择必须根据原水水质与水量，受纳水体的环境容量与利用情况，综合考虑当地的实际情况，在满足处理要求的前提下采用低能耗、低运行费用、操作管理方便成熟的处理工艺。经处理后排放的污水水质符合中药类制药工业水污染排放标准。

综合中药废水处理方案系统包括预处理、生物处理、物化后处理三个阶段。中药生产废水的预处理方法有混凝法、Fe－C法、水解法、水膜除尘技术、高级氧化预处理等。

2. 中药废气的处理原则及方法 中药行业废气治理，需要根据污染物的性质和排放特点，选择不同的净化技术进行。常见的治理方法有干法、湿法、过滤和静电四类，采用的装置包括旋风除尘器（干法）、袋式除尘器（过滤）、水膜除尘器（湿法）和水喷淋除尘（湿法）等。对中药废气的净化处理，先要分析废气主要成分，根据成分种类选择适合的处理方法。净化过程多是将废气由风管引出后，经风机增压送入吸收净化塔，气体中的污染物在净化塔内被吸收净化，净化后的气体经塔顶烟管排空。

对于腐蚀性气体（如酸、碱性）废气处理设备中多采用液体吸收法治理。废气中主要的刺激物为酒精（乙醇）时，用活性炭能较好地吸附。活性炭特别是用于吸附有机溶剂，净化去除率可达85%以上。

3. 中药废渣处理原则及方法 中药的药渣来源于中成药生产、原料药生产、中药材加工与炮制、医院、药店以及含中药的轻企业产品生产等，以中成药生产带来的药渣量最大。同时中药药渣中富含纤维、多糖、蛋白质等有机物以及微量元素等成分。可考虑废物利用，如制成饲料、进行食用菌栽培、发酵制成酒精、与家禽粪便混合制成有机肥料等。

药渣处理方式有以下几种。

（1）焚烧处理　焚烧前需对药渣进行烘干。焚烧过程产生的污染物及时吸收处理，烟尘的处理可采用除尘设备，常用的除尘设备有静电除尘器、多管离心式除尘器、滤袋式除尘器等。

（2）堆肥化处理　处理工艺主要分为无发酵装置和有发酵装置两种。无发酵装置工艺是自然风简单式堆肥，但周期长，卫生条件差，现已少用。有发酵装置堆肥，堆肥周期短，物料混合均匀，供氧效果好，机械化程度高。

（3）食用菌栽培　将药渣趁热倒入干净的塑料袋中，冷却至室温，喷液态菌种再进行培养，则可长出食用菌。

（4）加工成保健饲料　对于药渣中含有治疗消化系统疾病的药材，如黄连、木香、吴茱萸等，可将药渣风干切碎，喷洒碱液后堆积数日，可直接饲喂牲畜。

> **请你想一想**
> 中成药生产中主要从哪些环节产生废水？说一说该如何处理？

实训五　实验室常见事故的应急处置

一、实训目的

1. 掌握实验室常见事故的应急处置方法。
2. 熟悉实验室常见事故种类。
3. 能明确事故处理程序。

二、实训原理

应急处置：是指在发生突发事件时，准备充分，能够在短时间内配备人力、物资和能源，迅速采取措施，把突发事件的损失减少到最低限度的一种措施或体系。

应急处置的原则：确定实验室意外事故时的指挥机制；确定应急情况下的人员职责；建立意外发生时的报警程序；使用事故处理前配备的用具、用品；采取人员疏散、控制意外、去污、消毒、自救或送医等措施减少意外造成的损失。

公共紧急电话：报警 110　火警 119　急救 120　交警 122

三、实训器材

1. 人员准备　确定实验室意外事故时的指挥机制，确定应急情况下的人员职责，特别是现场指挥人员的确定。

2. 物质准备　照明（固定或移动式应急照明灯）；

个人防护设备（头部、脸部、躯体、手部、足部用品，连体）；

通信（电话、电话号码），安装在缓冲区；

急救（紧急喷淋设备、洗眼器、急救箱、担架）；

消毒（消毒器、消毒剂）；

维修（工具、消防器材）；

消防（灭火器、灭火毯）；

去污（清洁剂、去污剂）。

3. 程序准备　建立报警、急救、清污、消毒、处置等程序，熟悉并进行演练。

四、实训方法

（一）泄漏或外溢造成的衣物污染事故的应急处置

1. 尽快脱掉最外层防护服，并注意防止感染性物质进一步扩散。

2. 将已污染的防护服放入黄色垃圾袋内，待高压灭菌。

3. 脱掉手套，到出口处洗手。

4. 更换防护服和手套。

5. 必要时对发生污染及脱防护服的地方进行消毒处理。

6. 如果内衣被污染，应立即脱掉已污染的衣物，并消毒处理。

（二）泄漏或外溢造成皮肤、黏膜暴露事故的应急处置

1. 感染性液体（血液、尿液标本或培养物）外溢到皮肤的应急处置

（1）立即停止工作，脱掉手套、受到污染的衣服和鞋。

（2）用75%的酒精进行皮肤消毒。

（3）再用大量水冲洗。

（4）用对人体无害的消毒剂消毒接触部位。

2. 感染性液体溅入眼睛事故的应急处置

（1）立即停止工作，脱掉手套。

（2）迅速用洗眼器冲洗。

（3）再用生理盐水冲洗（注意动作轻柔，勿损伤眼睛）。

以上两种情况都应做适当的预防治疗和医学观察，并报告实验室安全员进行事故记录。给卫生急救部门打电话，并告知卫生救护人员有关泄漏物质的情况，以便他们有意识地自身保护。将沾染感染性物质的人员转移至安全区域隔离。

（三）刺伤、切割伤或擦伤的应急处置

1. 保持镇静，立即停止实验，脱掉手套。

2. 用清水和肥皂水清洗伤口。

3. 尽量挤出伤口处的血液，取出急救箱，用碘酒或75%的酒精擦洗伤口，适当的包扎。

4. 及时就医，告知医生受伤原因及可能的微生物污染，必要时要进行医学处理。

5. 向实验室安全员报告，进行事故记录。

6. 将事故中可能沾染感染性物质的人员转移至安全区域隔离。

（四）发生大量危害性气溶胶释放的应急处置

1. 所有人员必须立即撤离相关区域。

2. 报告实验室负责人。

3. 在 1 小时内任何人不得进入事发实验室，以使气溶胶排出和重粒子沉降；无通风系统则应推迟进入（如 24 小时）。

4. 贴出标识以示禁止入内。

5. 过后由专业人员指导清除污染，如甲醛蒸汽熏蒸，操作时注意防护。

6. 暴露人员应进行医学观察，必要时及时就医。

（五）感染性物质溢出的应急处置

1. 准备清理工具和物品。

2. 穿着适当的个体防护装备（鞋、防护服、口罩、双层手套、护目镜等）后进入实验室。需要两人共同处理溢洒物。

3. 用纸巾等吸收材料覆盖溢洒物，从外围向中心倾倒适当量的消毒剂，使消毒剂与溢洒物混合并作用 30 ~ 60 分钟（根据感染物性质）。

4. 小心将吸收了溢洒物的吸收材料连同溢洒物收集到专用的收集袋或容器中，并反复用新的吸收材料将剩余物质吸净。

5. 破碎的玻璃或其他锐器要用镊子或钳子处理。并将它们置于可防刺透的容器（利器盒）中。

6. 用清洁剂或消毒剂清洁擦拭被污染的表面。

7. 处理的溢洒物以及处理工具（包括收集锐器的镊子等）全部置于专用的收集袋或容器内封好。

8. 用消毒剂喷洒或擦拭可能被污染的区域，包括手套和防护服前部。

9. 脱去个体防护装备，将暴露部位向内折，置于专用的收集袋或容器中封好。

10. 洗手。

11. 所有处理用具及废物高压灭菌。

五、注意事项

1. 未穿防护服不要接触损坏的容器或漏出物质。

2. 破碎的玻璃或其他锐器要用镊子或钳子处理，并将它们置于可防刺透的容器（利器盒）中。

3. 含冷冻剂的破损包装件，因空气中的水蒸气冷凝可能生成水或霜。这些液体或固体可能已被污染，不要接触。

4. 如有液氨，避免冻伤。必须由受过培训的专业人员进行处理。

❓ 思考题

假如生物实验室突然出现感染物质泄漏，请你写一份应急处置演练预案。

建议内容包括：1. 总则；2. 演练目的；3. 组织领导，由实验室安全委员会组织，成立演练考核小组，具体负责评估演练效果；4. 演练内容；5. 演练程序；6. 效果评价；7. 总结。

目标检测

一、选择题

（一）单选题

1. 洁净厂房在安全设计上必须与电气、照明、空调、设备、防火防爆等在设计、施工、安装上遵守（　　）。
   A. 三同时原则　　　　　　　　　　B. 职业病防护原则
   C. 职业危害监测原则　　　　　　　D. 安全评价原则

2. 洁净厂房内的设计应根据（　　）要求确定，相关设施有生产区、辅助区、管理区、公用动力设备等。
   A. 现行消防技术规范标准　　　　　B. 产品生产工艺
   C. GMP　　　　　　　　　　　　　D. 建设设计

3. 注射剂生产中配液是最关键的操作之一，浓配液打入稀配时注意（　　）开启情况并复核，避免差错。
   A. 取样阀　　　B. 蒸汽阀　　　C. 各阀门　　　D. 进料阀

4. 对于固体制剂，物料的混合度、流动性、充填性非常重要，因为这关系到最终药物的（　　）问题。
   A. 片重差异　　B. 崩解时限　　C. 外观　　　　D. 含量均匀度

5. 每批生产结束都应由岗位操作人员进行清场，由（　　）进行检查确认。
   A. 工序负责人　　　　　　　　　　B. 质量监督员
   C. 工序负责人和质量监督员　　　　D. 车间主任

6. 中药材是指药用植物、动物和矿物的药用部分采收、捕获或开采后，经产地初加工形成的（　　）。
   A. 原料药材　　B. 中药饮片　　C. 中成药　　　D. 中药制品

7. 乙醇储罐应有排气管、呼吸阀和阻火器，排气管应高出屋面（　　）米。
   A. 1　　　　　B. 1.5　　　　C. 2　　　　　D. 3

8. 生产使用的三氯甲烷、丙酮、苯、甲醇、乙醇、乙酸乙酯均属于（　　）类火灾物质。
   A. 甲　　　　　B. 乙　　　　　C. 丙　　　　　D. 丁

9. 筛选机、往复式切药机、粉碎机等操作过程中违章作业，接触到转动的机器，将会造成（　　）事故
   A. 火灾爆炸　　B. 灼伤　　　　C. 机械伤亡　　D. 高处坠落

10. 下列哪一种提取方法不能采取直接加热方式进行（　　　）。
  A. 煎煮法　　　　　　　　　　B. 回流法
  C. 水蒸气蒸馏法　　　　　　　D. 渗漉法

11. 块状、粉状物料输送易出现的安全事故是（　　　）。
  A. 系统堵塞和由摩擦静电引起的粉尘爆炸
  B. 设备本身或操作失误造成的停车
  C. 输送过程中皮带受压变形
  D. 操作工的头发或肢体卷入导致的人身事故

12. 设备的齿轮、链条等部位应安装（　　　）。
  A. 紧急刹车装置　　　　　　　B. 防护装置
  C. 跑偏检测　　　　　　　　　D. 调整装置

13. 冷却温度在 0 ~ 15℃时，可以用（　　　）作为冷却介质。
  A. 循环水　　　B. 地下水　　　C. 冷冻盐水　　　D. 氟利昂

14. 医药企业生产中最主要采取的气体输送设备是（　　　）。
  A. 通风机　　　B. 鼓风机　　　C. 压缩机　　　D. 真空泵

15. 下列哪种情况下不适合人工加料方式（　　　）。
  A. 批生产需要加入固体硝酸钾
  B. 批生产需要加入固体氰化钠
  C. 实验室操作需要加入 100ml 乙醇
  D. 需要加水 1000ml

（二）多项选择题

16. 洁净厂房按其洁净度等级分为（　　　）洁净等级。
  A. A 级　　　　　　　　　　　B. B 级
  C. C 级　　　　　　　　　　　D. D 级

17. 对洁净区安全设施的要求有哪些（　　　）。
  A. 有台必有栏　　　　　　　　B. 有洞必有盖
  C. 有轴必有套　　　　　　　　D. 有轮必有罩

18. 长时间接触紫外线消毒灯照射有哪些职业危害（　　　）。
  A. 损害眼睛　　　　　　　　　B. 皮肤严重灼伤
  C. 眼结膜损伤　　　　　　　　D. 可能导致皮肤癌

19. 注射剂生产中最关键的三个单元操作是（　　　）。
  A. 配液　　　B. 洗灌封　　　C. 灭菌　　　D. 包装

20. 洗灌封操作中，因塑瓶中间品易产生静电吸附，操作过程应注意（　　　）。
  A. 个人卫生　　　　　　　　　B. 岗位卫生
  C. A 级层流罩下灌封　　　　　D. 不得裸手操作

21. 医药企业生产中加热单元操作应该注意的安全事项有（　　　）。

A. 保证适宜的反应温度　　　　　B. 适宜的升温速度

C. 严密注意压力变化　　　　　　D. 保证正确选择加热介质

22. 下面哪些是液体物料输送时必须考虑的安全事项（　　）。

A. 泵的安装牢固，设备和管道有良好的接地，泵轴密封且润滑良好

B. 必须控制物料流速，以免管内液体流动与管壁摩擦产生静电，引起火灾

C. 往复泵使用时应注意检查活塞、套缸、法兰是否松动，防止发生物料泄漏

D. 应考虑设备耐压和是否安装防爆设施

23. 加压过滤单元操作时应该注意的是（　　）。

A. 过滤器符合压力容器的要求，系统密闭不得泄露

B. 应该控制升压速度和压力，严密监视压力表，防止压力猛升导致喷料

C. 应该安装防爆装置，如爆破片、紧急排放管，防止压力过高引起装置爆炸

D. 及时清理过滤器卫生

24. 直接加热的安全注意事项有（　　）。

A. 加热器与加热设备应完全隔离，杜绝厂房内存在明火

B. 加热残渣应经常清除，避免局部过热

C. 以气体和液体为燃料时，点火前应吹扫炉膛排出干扰物，防止点火发生爆炸

D. 当加热温度接近物料自燃点时应采用惰性气体保护

25. 对流干燥操作安全注意事项有（　　）。

A. 严格控制干燥温度

B. 严格控制气流速度并有良好接地装置

C. 严格在干燥室内放置易燃易爆物质

D. 定期清理干燥设备中的死角积料

26. 中药饮片是在（　　）理论指导下，按照传统加工方法，将药材净制、（　　）、炮炙处理制成一定（　　）的饮片以适应医疗要求及（　　）的需要，保证用药安全有效。

A. 中医药　　　B. 切制　　　　C. 规格　　　　D. 调配制剂

27. 中药制品的生产流程包括中药材的（　　）、中药的提取与（　　）、浓缩与（　　）、制剂的成型过程等。

A. 前处理　　　B. 分离　　　　C. 干燥　　　　D. 成型

28. 中药生产过程中主要的危险有害因素包括（　　）。

A. 火灾与爆炸　B. 机械伤害　　C. 腐蚀与灼烫　　D. 高处坠落

29. 中药废水的来源主要包括（　　）。

A. 原料的清洗水　　　　　　　　B. 原药煎汁残液

C. 清场的冲洗水　　　　　　　　D. 中药材加工与炮制残液

30. 药渣的处理方式主要包括（　　）。

  A. 焚烧处理   B. 堆肥化处理

  C. 食用菌栽培   D. 加工成保健饲料

二、思考题

1. 从无菌保证的角度分析，注射剂洗灌封岗位的操作注意事项有哪些？

2. 请你说一说，离心泵在操作中的安全操作注意事项？

3. 对于中药废渣的处理，你有什么想法和建议？可分组讨论。

书网融合……

微课1   微课2   微课3   划重点   自测题

▷▷ 项目六　实验室安全管理

学习目标

知识要求

1. **掌握**　易制毒、剧毒化学品的基本知识；不同实验室的安全管理规定以及实验室的安全标识、防护用品的使用。

2. **熟悉**　理化实验室安全操作规程；仪器设备维护保养的内容和要求以及实验室生物安全的基本知识。

3. **了解**　易制毒化学品的种类；机械加工设备使用注意事项；生物安全相关的法律法规。

能力要求

1. 会根据实验室安全管理规定做好个人防护。

2. 会根据仪器设备维护保养要求进行常规维护保养。

3. 会按照规定对实验室的三废进行正确处理。

实验室是开展实验教学、检测分析及科学研究等工作的重要场所。在生物、化学、仪器等不同类型实验室中，实验室工作人员不可避免地要接触或使用到某些病原微生物、危险化学试剂和仪器设备维护保养问题。因此，实验室安全是实验室工作正常进行的基本条件。

实验室安全管理是实验室管理学科的一个重要分支，它是为实现实验室安全目标而进行的有决策、计划、组织和控制的活动。主要运用现代安全管理的原理、方法和手段，分析和研究实验室各种不安全因素，采取有力的措施，解决和消除实验室中的各种不安全因素，防止各类实验室安全事故的发生。

任务一　理化实验室

 微课1

PPT

实例分析

实例　2013 年，某市现代生态科技园区内，某公司 2 号硫酸储罐发生爆裂，并将 1 号储罐下部连接管法兰砸断，导致两罐约 2.6 万吨硫酸全部溢（流）出，造成 7 人死亡，2 人受伤，直接经济损失 1210 万元。

分析：硫酸储罐爆裂的原因。

第一，在于该企业未按规范进行设计施工，导致硫酸储罐施工质量不合格。

第二，在焊接时，罐体上部有硫酸与钢罐反应产生的氢气，焊接时与空气混合被引爆，造成爆炸。

第三，事故企业未取得工商注册，在项目建设过程中，科研、设计、环评、安评等相关手续均未办理。

该爆炸事故告诉我们：企业要把生产安全放在第一位，同时得熟知各类化学品的性质。

在化学实验过程中，会接触各种各样的化学品，而大多数化学品都有危险性，不仅对工作人员健康有危害，还可能造成重大安全事故，必须加强化学品管理。

一、易制毒化学品

1. 定义　易制毒化学品是指国家规定管制的可用于制造毒品的前体、原料和化学助剂等物质（图6-1）。易制毒化学品前体是指该类化学原料在制毒过程中其成分成为毒品的主要成分，如麻黄素、1-苯基-2-丙酮、胡椒基甲基酮等。

易制毒化学品助剂是指在制毒过程中参与反应或不参与反应，其成分不构成毒品最终产品成分，该类化学品包括试剂、溶剂和催化剂等，如高锰酸钾、乙醚、三氯甲烷等。

图6-1　易制毒化学品标识

你知道吗

国家对毒品的相关法律条文

无论是大麻、可卡因等植物天然毒品还是冰毒、摇头丸等合成化学毒品的加工都离不开易制毒化学品，从某种意义上说，没有易制毒化学品就没有毒品。2008年3月我国首部《中华人民共和国禁毒法》第二十一条规定，国家对易制毒化学品的生产、经营、购买、运输实行许可制度。

中国《刑法》第三百五十条规定，违反国家规定，非法运输、携带醋酸酐、乙醚、三氯甲烷或者其他用于制造毒品的原料或者配剂进出境的，或者违反国家规定，在境内非法买卖上述物品的，处三年以下有期徒刑、拘役或者管制，并处罚金；数量大的，处三年以上十年以下有期徒刑，并处罚金。因此，加强易制毒化学品监管不仅是法律规定的义务，也是减少毒品来源、解决毒品问题的釜底抽薪之计，理所当然成为各级人民政府、各禁毒主管部门工作重点之一。

2. 分类与品种目录　根据《易制毒化学品管理条例》国务院令（第445号），将易制毒化学品进行分类，分为三类（表6-1）。第一类是易制毒化学品，第二类、第三类主要是用于制造毒品的配剂。

表 6-1　易制毒化学品分类

类别	名称	分子式	毒品加工类型
第一类	1-苯基-2-丙酮	$C_9H_{10}O$	制甲基苯丙胺、苯丙胺（冰毒）
	3,4-亚甲基二氧苯基-2丙酮	$C_{10}H_{10}O_3$	制造 MDMA、MDA（摇头丸）
	胡椒醛	$C_8H_6O_3$	制造 MDMA、MDA、MDP-2-P（摇头丸）
	黄樟脑	$C_{10}H_{10}O_2$	制造 MDMA、MDA、MDP-2-P（摇头丸）
	异黄樟脑	$C_{10}H_{10}O_2$	制造 MDMA、MDA、MDP-2-P（摇头丸）
	N-乙酰邻氨基苯酸	C_9H_9NO	制造安眠酮和新安眠酮
	邻氨基苯甲酸	$NH_2C_6H_4COOH$	制造安眠酮和新安眠酮，生产 N-乙酰邻氨基苯酸
	麦角酸*	$C_{16}H_{16}N_2O$	制造 LSD（致幻剂）
	麦角胺*	$C_{33}H_{35}N_5O$	制造 LSD（致幻剂）
	麦角新碱*	$C_{19}H_{23}N_3O$	制造 LSD（致幻剂）
	麻黄碱、伪麻黄碱、消旋麻黄碱、去甲麻黄碱、甲基麻黄碱、麻黄浸膏、麻黄浸膏粉等麻黄碱类物质*	$C_{10}H_{15}NO$	制造甲基苯丙胺、苯丙胺（冰毒）
第二类	苯乙酸	C_6H_5COOH	合成甲基苯丙胺、苯丙胺，生产 1-苯基-2-丙酮
	醋酸酐	$(CH_3CO)_2O$	制造海洛因、安眠酮、1-苯基地-2-丙酮
	三氯甲烷	CH_3Cl	作为溶剂用于制造海洛因
	乙醚	$(C_2H_5)_2O$	作为溶剂提取吗啡、提纯可卡因、海洛因
	哌啶	$C_5H_{11}N$	合成苯环利啶（PCP）
	1-苯基-1-丙酮（苯丙酮）	$C_9H_{10}O$	用于合成麻黄碱
第三类	甲苯	C_7H_8	作为溶剂用于制造甲基苯丙胺、海洛因
	丙酮	$(CH_3)_2CO$	作为溶剂提取吗啡、提纯可卡因、海洛因等
	甲基乙基酮	C_4H_8O	作为溶剂生产可卡因、海洛因等毒品
	高锰酸钾	$KMnO_4$	作为氧化剂用于可卡糊生产可卡因
	硫酸	H_2SO_4	制造可卡因、苯丙胺吗啡的可溶性硫酸盐
	盐酸	HCl	制造甲基苯丙胺、海洛因、可卡因等多种毒品的盐酸盐

说明：1. 第一列、第二类所列物质可能存在的盐类，也纳入管制；
2. 带有 * 标记的品种为第一类中的药品类易制毒化学品，第一类中的药品类易制毒化学品包括原料药及其单方制剂。

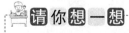请你想一想

实验室的醋酐、冰醋酸、硫酸、盐酸等试剂该如何管理？

二、剧毒化学品

1. 定义　是指少量侵入机体，短时间内即能致人、畜死亡或严重中毒的物质，需

张贴毒性化学品标识（图6-2）。

图6-2　毒性化学品标识

剧毒化学品毒性判定界限可根据大鼠试验：经口 $LD_{50} \leqslant 50mg/kg$，经皮 $LD_{50} \leqslant 200mg/kg$，吸入 $LC_{50} \leqslant 500 \times 10^{-6}$（气体）或 2.0mg/L（蒸汽）或 0.5mg/L（尘、雾）。

2. 与有毒物质相关的一些概念

（1）半致死数量（median lethal dose 50%）　简称 LD_{50}，是指用成熟的雌、雄白鼠做试验，经口摄入，在14天内能引起实验动物半数死亡所使用的毒物剂量。结果常以每千克体重的毫克数表示（mg/kg）。

（2）半数致死浓度 LC_{50}（lethal concentration 50%）　简称 LC_{50}，表示杀死50%防治对象的药剂浓度，也可称为半致死浓度或致死中浓度。

半致死浓度是衡量存在于水中的毒物对水生动物和存在于空气中的毒物对哺乳动物乃至人类的毒性大小的重要参数。

（3）饱和蒸汽浓度　简称 V，指20℃时，标准大气压下的饱和蒸汽浓度，以每立方米的毫升数为单位（ml/m³）。

3. 危险特性

（1）具有剧烈的毒害性，少量进入机体即可造成中毒或死亡。

（2）相当多的剧毒化学品具有隐蔽性，即多为白色粉状、块状固体或无色液体，易与食盐、糖、面粉等混淆，不易识别。

（3）许多剧毒化学品还具有易燃、易爆、易腐蚀等特性，如液氯、四氧化锇、三氟化硼等。

（4）一些剧毒化学品与其他物质混合时反应剧烈，甚至可产生爆炸。如"氰化物与硝酸盐、亚硝酸盐等混合时反应就相当剧烈，可以引起爆炸。

（5）一些剧毒化学品能与其他物质作用产生剧毒气体，如氰化物与酸接触生成剧毒氰化氢气体、磷化铝与水或水蒸气作用生成易燃、剧毒的磷化氢气体。

> **请你想一想**
>
> LC_{50} 的含义？ $LD_{50} = 0.1mg/kg$ 表示什么？

三、易制毒、剧毒化学品的管理

易制毒化学品、剧毒化学品的使用具有危险性，一旦使用管理不善，就会带来危险，从而危及公众安全和健康，因此，必须严加管理。

1. 易制毒化学品、剧毒化学品的贮存

（1）易制毒化学品、剧毒化学品使用单位依法购入易制毒化学品后按时入库，建立仓库保管制度，严格遵守双人保管、双人收发、双人使用、双人运输、双人双锁的"五双"制度。

（2）要加强本单位的易制毒化学品、剧毒化学品安全防范和巡查工作，建立报告制度，防止易制毒化学品、剧毒化学品事故和盗失现象的发生。

（3）易制毒化学品的仓库保管员，应接受相应的知识培训，并取得资格证书后方可上岗。

2. 易制毒、剧毒化学品的使用

（1）易制毒、剧毒化学品的使用实行专人管理、专人监督、定向使用制度，严禁将易制毒化学品、剧毒化学品进行调剂，赠送或非法买卖，防止易制毒化学品流入非法渠道。

（2）易制毒、剧毒化学品的领取、消耗应建立签字领取和使用登记制度，制作日使用登记表，详细记录。

（3）学生在使用易制毒、剧毒化学品前，教师应详细指导，讲授安全操作方法及有关防护知识。

（4）使用后剩余的易制毒化学品、剧毒化学品必须当日返库，及时进行回库登记，不得在仓库外保存或随意丢弃。

3. 易制毒、剧毒化学品的废料处理　实验产生的废液、废固物质，不能直接倒入下水道或普通垃圾桶。排放时其有害物质浓度不得超过国家和环保部门规定的排放标准。对实验使用后多余的、新产生的或失效（包括标签丢失、模糊）的危险化学品，严禁乱倒乱丢。实验室负责将各类废弃物品分类（不准将混合危险的物质放在一起），贴好标签后送学校危险品仓库回收。

> **请你想一想**
> 实验室剧毒化学品的安全管理规定有哪些？

四、化学实验安全操作规程

大多数化学品都具有毒性、刺激性、腐蚀性、致癌性、易燃性或爆炸性等危险危害，故接触和使用化学品的人员必须清楚化学品单独使用或其他化学效应可能引起的危险情况，并采取适当的预防和控制措施。

1. 化学实验室安全操作注意事项

（1）化学实验时应打开门窗和通风设备，保持室内空气流通。

（2）实验室各种试剂、药品不得敞口存放，挥发性和有气味物质应放在通风橱或橱下的柜中，并保证有孔洞与通风橱相通。

（3）回流和加热时，液体量不能超过瓶容量的2/3，冷却装置要确保能达到被冷却物质的沸点以下；旋转蒸发时，不应超过瓶容积的 1/2；减压蒸馏时，不发生倒吸和爆沸事故；高压实验时，通风橱内应配备保护盾牌，工作人员必须戴防护眼镜。

（4）实验室应该备有沙箱、灭火器和石棉布，必须明确何种情况用何种方法灭火，熟练使用灭火器。

（5）需要循环冷却水的实验，要随时监测实验进行过程，不能随便离开人，以免减压或停水发生爆炸和着火事故。

（6）各实验室应备有治疗割伤、烫伤及酸、碱、溴等腐蚀损伤的常规药品。

2. 实验室安全基本措施

（1）进入化学实验室之前，必须仔细阅读实验室规则，了解实验室的注意事项、有关规定以及学习事故处理办法和急救常识。

（2）穿戴好实验服、防护镜、橡胶手套等进入实验室，严格遵守纪律，精心操作。

（3）凡进行有危险性的实验，工作人员应先检查防护措施，确认防护妥当后，才能开始实验。对有毒或有刺激性气体发生的实验，应在通风橱（图 6 - 3）内进行。

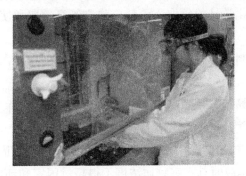

图 6 - 3　通风橱操作

（4）实验前，要先了解需要关闭的水龙头、电气开关，灭火器、急救用洗眼器（图 6 - 4）及喷淋装置（图 6 - 5）的操作方法及紧急出口的位置。

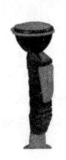

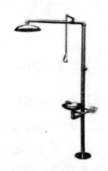

图 6 - 4　洗眼器　　　　　　　　　　图 6 - 5　紧急喷淋装置

（5）勿在实验室独自工作。

（6）关注所有的装有药品的容器标注上的容量、浓度、危害性和日期。

（7）取用试剂前，应看清标签，以免误用，由试剂瓶倒出液体药品时，应将标签部分朝上，以免流出药液损毁标签及再拿药瓶时伤及皮肤（图6-6）。

（8）立刻清除溅出的化学药品或打碎的玻璃仪器，保持工作区域的整洁、有序。

（9）实验结束后将废液及废弃物放置于指定位置，洗净用过的玻璃仪器并放回原处。

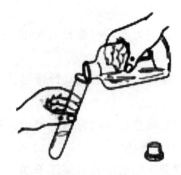

图6-6　标签向手心拿持试剂瓶

> **请你想一想**
>
> 在化学实验操作前应事先做好哪些准备？ 操作中应注意哪些事项？ 操作后应注意哪些事项？

任务二　仪器设备实验室

📱 微课2

PPT

实例分析

实例　某实验室新进一台原子吸收分光光度计，该仪器在实验人员调试过程中发生爆炸，爆炸产生的冲击波将窗户内层玻璃全部震碎，仪器上的盖崩起2m多高后崩离3m多远。当场波及3人，其中2人轻伤，另1人由于一块长约0.5cm的玻璃射入眼内，住院治疗。

分析：该原子吸收分光光度计爆炸的原因。

第一，仪器内部用聚乙烯管连接乙炔，但接头处漏气；

第二，工人调试时，检查不到位，造成乙炔外逸而造成爆炸。

实验室原子吸收分光光度计调试爆炸事故告诉我们：仪器设备的正确操作和维护保养都是实验室的安全管理范畴，如果实验室安全管理不当，将对人的健康和安全、环境造成极大的威胁。

实验室仪器设备是检验工作的物质保证，为确保检验工作的顺利进行，必须使之处于受控状态，这就要求实验室工作人员对仪器设备进行日常维护、保养并加强管理。实验室仪器设备是否得到有效管理，将直接关系到实验室检测水平的高低。为保证检验结果的安全可信，管理实验室仪器设备成为了实验室安全管理中较为重要的一部分。

实验室仪器设备的日常维护、保养是仪器设备管理的重要环节，其目的是为了延长仪器设备的使用寿命，保持其良好的性能及精度，是最大限度地保证仪器设备正常运转的预防性、保护性措施，是保障实验室工作正常、顺利进行的基础。

一、实验室仪器设备管理要求

实验室仪器设备管理制度主要包含以下基本内容。

1. 实验室仪器摆放合理，精密仪器不得随意移动，大型、贵重仪器和设备由专人管理，建立仪器设备档案。

2. 仪器设备需做到经常维护和保养，定期检查保证完好和随时能投入使用。仪器设备应保持清洁，并配有仪器套罩。

3. 实验室所使用的仪器、容器应符合标准要求，保障准确可靠，凡计量器具须经计量部门检定合格方能使用。

4. 使用仪器时，应严格按照操作规程进行，使用后按登记本内容进行登记，对违反操作规程和因保管不善致使仪器损坏的，要追究当事人责任。

5. 易被潮湿空气、酸液或碱液等侵蚀而生锈的仪器，用后应及时擦洗干净，放通风干燥处保存。

6. 易老化变黏的橡胶制品应防止受热、光照或与有机溶剂接触，用后应洗净置于带盖容器或塑料袋中存放。

7. 各种仪器设备（冰箱、温箱除外）使用完毕后要立即切断电源，旋钮复原归位，待仔细检查后方可离开。

8. 仪器设备在使用中发生事故，应及时报告有关部门进行处理，并做好记录。

9. 仪器设备外借需经设备实验室负责人同意并须经相关部门批准。

10. 仪器设备的转移必须办理调拨手续。仪器设备未经批准，不得擅自拆卸或改装，报废须做技术处理，抛弃须报告通知上级部门。

> **请你想一想**
>
> 　仪器设备室里常见的仪器设备有哪些？该如何管理？

你知道吗

仪器设备事故管理

1. 仪器设备事故的概念　仪器设备运行中非正常（意外的）损耗而致性能下降者，应视为仪器设备事故。缺乏必要的维护和保养，使仪器设备工作条件变劣；仪器设备的超负荷工作，违反仪器设备操作规程，导致仪器设备的意外破坏等，均是仪器设备事故发生的重要原因。

2. 仪器设备事故处理的基本原则

（1）立即组织事故分析和不失时机地组织抢修及其他善后工作，尽量把损失减到最小，争取仪器设备尽快恢复正常运行。重大仪器设备事故应及时报告上级部门，并保护好事故现场。

（2）在事故原因未查明之前，切不可草率开机，以免扩大事故及损失。

（3）凡因责任原因造成的损失，应追究当事人的责任。

（4）对重大事故要严肃处理，对故意破坏现场以逃避责任者应加重处理。

3. 仪器设备事故管理的具体要求

（1）事故管理要及时，发生事故应该立即进入管理状态，相关人员应及时向上级领导如实报告，并尽快实施现场控制，抑制损失。

（2）深入、细致、认真、实事求是地进行事故调查，分析事故原因，明确事故责任，为事故的正确处理以及制定相应防范措施提供依据。

（3）根据事故中相关责任人员的事故责任公平公正进行处理，达到惩前毖后和教育他人的目的。

（4）制定的防范措施必须切实可行，并加以落实。

（5）处理事故要坚持"四不放过"原则，即：①事故原因分析不清不放过；②事故责任人和他人没有受到教育不放过；③防范措施不落实不放过；④事故责任人没有受到处理不放过。

二、仪器设备的维护保养

仪器设备在运行过程中，由于种种原因，其技术状况必然会发生某些变化，可能影响设备的性能，甚至诱发设备故障及事故。因此，必须及时发现和排除这些隐患，才能保证仪器设备的正常运行。通常，仪器设备运行过程中，人们采取"维护保养"的手段去消除这些事故隐患。

1. 维护保养的内容

（1）在用仪器设备的日常保养 ①对仪器设备做好经常性的清洁工作，保持仪器设备清洁（图6-7）。②定期进行仪器设备的功能和测量精度的检测、校验以及"磨损"程度的测定。③定期地润滑、防腐蚀，做防锈检查，及时发现仪器设备的变异部位及程度，并做出相应的技术处理，防患于未然。

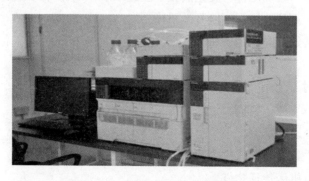

图6-7 在用仪器设备日常保养

（2）"封存"仪器设备的保养 ①凡属于"封存"的仪器设备，在封存以前必须进行全面的检查，并对其进行"防潮、防锈和防腐蚀"的密封包装，予以"封存"。②"封存"的仪器设备应存放在清洁、干燥、阴凉、没有有害气体和灰尘侵蚀的地方

（储物柜或架子上）。③经常检查"封存"仪器设备的存放地点，如发现保存条件有变化，应适当"拆包"检查。长期"封存"的仪器设备也应定期"拆包检查"，以及时采取措施予以维护。

（3）备用仪器设备的保养　①备用的仪器设备，一般情况下是不运行的，因此可以像"封存"仪器设备那样进行"防潮、防锈和防腐蚀"处理，但不需要密封，而改用活动的"罩"或"盖"，把仪器设备与外界分隔开来即可。②备用的仪器设备必须定期进行"试运行"，以检查其工作性能，确保其处于优良状态。发现备用仪器设备有性能变劣现象时，除及时予以维修以外，应迅速查找原因，并及时予以消除，以确保备用仪器设备的"备用"作用。

2. 维护保养要求

（1）制订仪器设备的保养制度，做到维护保养经常化、制度化、并与实验室的清洁工作结合进行，责任落实到人。

（2）仪器设备的保养应坚持实行"三防四定"制度，做到"防尘、防潮、防振"和"定保管、定点存放、定期维护和定期检修"

（3）大型和重点仪器设备要规定"一级保养"和"二级保养"等维护保养工作周期、时间，列入工作计划并按期实施。

> **请你想一想**
>
> 备用的仪器设备是不是可以不用维护保养？ 为什么？

三、机械加工设备使用注意事项

1. 机床开动前

（1）必须了解机床构造，手柄的用途、操作方法，否则不准使用。

（2）检查机床各部分润滑是否正常，各部分运转时是否受到阻碍。

（3）必须夹紧刀具和工件，夹紧后扳手立即取下，以免开机床时飞出伤人。

（4）未经指导人员允许，不能开动机床。

（5）必须穿戴好劳防用品，进入实习地点不准戴围巾、手套工作，以免造成工伤事故。

2. 机床运转时

（1）不准进行变速、清屑、量尺寸等工作。

（2）不准触及运转部分。

（3）不准用手去抓切屑或用嘴吹切屑。

（4）不得隔着机床传递物件。

（5）如遇刀具或工件破裂，电动机发热、发生噪音等不正常现象，或发现机床上有麻电现象时，应立即停车并向工段长或领导报告。

> **请你想一想**
>
> 操作机械设备应该做好哪些安全事项？

3. 在下列情况下应该停车并将电门关上　离开

工作岗位时、工作中发现工作物松动或设备有异声时，停电、操作完毕更换工件时。

4. 操作完毕 必须清理工具，打扫工作场地，保养机床。

任务三 生物实验室

微课3

PPT

实例分析

实例 2011 年 9 月，东北某大学的 27 名三年级学生，由于在做"羊活体解剖学"实验过程中，患上了一种名为布鲁菌病的乙类传染病，从而忍受着身体和心灵的双重折磨。

分析：该大学学生解剖实验中染菌的原因。

第一，实验员未能严格执行生物安全管理；

第二，实验员未能严格执行病原微生物标准操作。

27 名学生患上布鲁菌病的事故告诉我们：因生物实验室安全管理缺失造成的事故，已经给人们带来了相当大的影响。为了保护实验室工作人员和公众健康，实验室有必要进行统一的生物安全管理。

生物实验工作中可能会接触或使用到病原体，防护不当会引起实验室工作人员感染或环境污染，甚至可能引起疾病流行而危及公众健康和生命安全。因此，实验室生物安全是实验室安全管理的重要工作之一。掌握实验室安全管理的相关知识，有助于实验室工作人员及相关人员正确理解和执行国家的有关规定，有效避免实验室安全事故的发生。

一、实验室生物安全的有关概念

1. 微生物 是指活的生物因子，包括致病和非致病的微生物，主要指细菌、螺旋体、立克次体、衣原体、支原体、真菌、病毒和某些寄生虫等。

2. 病原微生物 指可使人、动物和植物致病的生物因子。

3. 生物因子 指微生物和生物活性物质。

4. 生物危害 指由生物因子对环境及生物体的健康所造成的危害。

5. 生物安全 是指生物性的传染媒介通过直接感染或间接破坏环境造成对人类、动物或者植物的真实或者潜在的危险，及对其所采取的一系列有效预防和控制措施。

6. 气溶胶 指悬浮于气体介质中的粒径一般为 $0.001 \sim 100 \mu m$ 的固态或态微小粒子形成的相对稳定的分散体系（图 6-8）。

7. 实验室生物安全 指保证实验室的生物安全条件和状态不低于容许水平，避免实验室人员、来访人员、社区及环境受到不可接受的损害，符合相关法规标准等对实验室保证生物安全责任的要求。

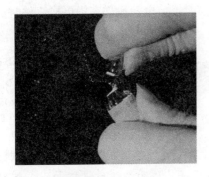

图6-8 气溶胶现象

请你想一想

生活中的雾霾属不属于气溶胶现象，它是如何产生的？我们该怎样做好个人防护？

8. 生物安全实验室（BSL） 通过防护屏障和管理措施，达到生物安全要求的生物实验室和动物实验室。

9. 实验室分区 按照生物因子污染概率的大小进行的实验室分区。主要分为：主实验室是生物安全实验室中污染风险最高的房间，常指生物安全柜或动物隔离器所在房间；污染区是指在生物安全实验室中，致病因子污染风险最高的区域；清洁区是指在正常情况下，生物安全实验室中无被致病因子污染风险的区域；半污染区是指生物安全实验室中具有被致病因子轻微污染风险的区域，是污染区和清洁区之间的过渡区域；缓冲间指设置在被污染概率不同的实验室区域间的密闭室，需要时，设置机械送风或排风系统，其门具有互锁功能，不能同时处于开启状态。

10. 生物安全防护 是指避免生物危险因子，特别是偶然的和有意利用的生物因子对生物体（包括实验室工作人员在内）的伤害和对环境的污染的意识和措施。

11. 高效空气过滤器（HEPA） 通常以 $0.3\mu m$ 微粒为测试物，在规定的条件下滤除效率高于 99.97% 的空气过滤器。

12. 生物安全柜（BSC） 具备气流控制及高效空气过滤装置的操作柜，可有效降低实验过程中产生的生物性气溶胶对操作者和环境污染的风险。

13. 个人防护装备（PE） 用于防止人员个体受到化学性、生物性或物理性等危险因子伤害的器材和用品。

14. 气锁 具备机械送风或排风系统、整体消毒条件、化学喷淋（适用时）和压力可监控的气密室，其门具有互锁功能，不能同时处于开启状态。

15. 定向气流 指从污染概率低区域流向污染概率高区域的受控制的气流。

二、实验室生物安全级别

1. 生物因子危害程度分级 WHO 将生物因子危害等级由低至高分为 Ⅰ～Ⅳ级，分级主要依据生物因子对个体和群体的危害程度，包括生物因子的传染性、致病性、预防与治疗的有效性等。我国《病原微生物实验室生物安全管理条例》将病原微生物分为四类，与 WHO 分级排序相反，即危害程度由高至低为一至四类。

根据 WHO 生物因子危害程度分级如下：

（1）生物因子危害性Ⅰ级　不会导致健康工作者和动物致病的细菌、真菌、病毒和寄生虫等生物因子，即对个体危害和群体危害处于较低水平。

（2）生物因子危害性Ⅱ级　病原体能引起人或动物发病，但一般情况下对实验室工作人员、社区人群、家畜或环境不会引起严重危害。具备有效治疗和预防措施，并且传播风险有限。对个体具有中等危害性，对群体危害有限。

（3）生物因子危害性Ⅲ级　能引起人或动物严重疾病，但通常不能因偶然接触而在个体传播，对病原体具有有效的预防和治疗方法。对个体危害性高，但对群体危害性低。

（4）生物因子危害性Ⅳ级　很容易引起人或动物的严重疾病，病原体在人与人、人与动物，或动物与动物之间很容易发生直接、间接或因偶然接触的传播。无有效的疫苗预防和治疗方法，对个体和群体均具有很高的危害性。

危害性Ⅲ级和Ⅳ级的病原微生物统称为高致病性病原微生物。

2. 生物实验室级别　实验室生物安全防护措施对应于病原微生物危害程度分级。对于操作危险程度Ⅰ到Ⅳ级微生物的实验室，都要求具有相应的生物安全防护等级（BSL）即 BSL-1、BSL-2、BSL-3、BSL-4 实验室生物安全防护。

操作危险度Ⅰ级的生物因子应在具有一级生物安全防护水平的实验室进行。以公共卫生、临床或医院为基础的诊断和实验室必须具有Ⅱ级或Ⅱ级以上生物安全防护水平。与微生物危险度等级相对应的生物安全水平、操作和设施要求见表6-2。

表6-2　与微生物危险度等级对应的生物安全水平、操作和设施

危险度等级	实验室类型	实验室操作	安全设施
Ⅰ级基础实验室	基础的教学、研究	标准微生物实验操作GMT	紧急出口及紧急撤离路线，挡鼠板，高压灭菌锅等
Ⅱ级基础实验室	初级卫生服务诊断、研究	GMT加防护服、生物危害标志、"锐器"警告、生物安全手册，限制无关人员进入实验室	进入控制措施如密码锁安全门，无接触对讲系统洗手洗眼装置，配备生物安全柜
Ⅲ级防护实验室	特殊的诊断、研究	在二级生物安全防护水平上增加特殊防护服、进入制度、定向气流、抽取实验室操作人员的血清样本	BSL-2 安全设施以及公共走廊分隔；自动连锁装置，双门结构设计；外排气体不能循环负压实验室；实验室内最好有高压灭菌器
Ⅳ级最高防护实验室	危险病原体研究	在三级生物安全防护水平上增加气锁入口、出口淋浴、污染物品的特殊处理	BSL-3 相关安全设施以及与一般建筑物分开或者建筑物内单独区域；专用供气/排气及去污系统；需要Ⅱ级 BSC（用于正压服型实验室）并穿着正压服；需要Ⅲ级 BSC（用于安全柜型实验室）；实验室内的双开门高压灭菌器（穿过墙体）；经过滤的空气

请你想一想

我国《病原微生物实验室生物安全管理条例》中，将病原微生物分为哪四类？

三、生物危害途径及安全设备

1. 生物危害途径

（1）吸入气溶胶 造成动物实验室感染的主要原因之一是感染动物释放的气溶胶。在动物实验过程中，感染动物在呼吸、排泄、抓咬、挣扎、逃逸和跳跃的时候，在更换垫料进行病原感染接种时，在尸体解剖、病理组织的处理过程中，会产生传播危害极大的动物性气溶胶。

（2）被锐器刺伤 是指在实验时被玻璃制品、实验仪器及其他锐利物品刺伤和割伤而产生被病原微生物感染的风险。锐器伤也是威胁实验室工作人员身心健康的一个重要因素，是导致实验人员发生血源性传播疾病的最主要职业因素。

（3）被动物咬伤或抓伤 在动物安全实验室接触感染动物的时候，即使有对应的防护措施，也有可能遇到意外伤害，如实验动物的咬伤、抓伤等。实验室工作人员应该熟悉每种动物的生活习性和潜在危害，并且配备适当的能够防护自身的工作服和仪器设备。

（4）感染性废弃物处理不当 感染性废弃物是指能传播感染性疾病的废弃物，有以下特点：①含有致病能力的病原体；②病原体有进入体内的入口；③易感宿主。感染性废弃物对实验室工作人员是重要的职业性有害物质。

2. 常用生物安全设备 近年来，我国为加强实验室生物安全管理，减少实验室生物安全事件和感染事故的发生，使用了生物安全防护设备，该设备是实验室生物安全防护的有效措施，是保护实验室工作人员和环境的重要手段。

（1）生物安全柜（BSC） 是为在操作培养物、菌毒株以及诊断性标本等具有感染性的实验材料时，用以保护操作人员、实验室环境以及实验材料而设计的实验设备（图6-9）。生物安全柜的正确使用能有效减少由于气溶胶暴露所造成的实验室感染和培养物交叉污染，并保护实验室环境的安全。

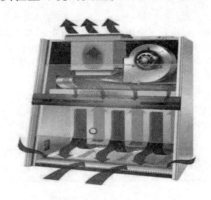

图6-9 生物安全柜原理图

1）工作原理 生物安全柜是利用高效空气过滤器对空气中微小粒子的阻留特性，结合负压环境和专门设计的气体流动模式，实现对危害性生物气溶胶的屏蔽。生物安全柜通过风机运转，将柜内空气向柜外排出，柜内形成负压，新鲜空气从操作口进入，在操作口处形成气幕，气幕和柜内负压防止气溶胶外逸，使操作人员免受污染。高效空气过滤器（high efficiency particulate air filter，HEPA）标准过滤网对于 $0.1\mu m$ 和 $0.3\mu m$ 的有效率达到 99.998%。HEPA 网的特点是空气可以通过，但细小的微粒却无法通过。经送风 HEPA 过滤后的空气送至工作台面，形成无菌工作区域；流经操作面受样品污染的空气经排风 HEPA 过滤后排出柜外，确保工作环境的生物安全性。

2）生物安全柜使用要求　实验环境：生物安全柜需安放在清洁环境中，安放位置应远离人员活动、物品流动以及可能扰乱气流的地方。在安全柜的后方以及每一个侧面要尽可能留有 30cm 的空间，以利于对安全柜的维护。安全柜上方应留有 30~35cm 的空间，以便准确测量空气通过排风过滤器的速度，并便于排风过滤器的更换。生物安全柜须有专用、稳定的供电电源，以避免由于线路故障引起的生物安全事故。

操作人员应维持生物安全柜开口处气流的完整性。移动双臂进出安全柜前面的开口时，双臂应垂直缓慢地进出。进入后手和双臂在生物安全柜中等待约 1 分钟才可开始对物品进行处理。操作人员要求在开始实验前将所有必需的物品置于安全柜内，以尽可能减少双臂进出前面开口的次数。

物品放置是保证安全柜内气体正常流动的重要环节。生物安全柜前后气格不得有任何物品阻挡；放入安全柜内的物品应采用 70% 乙醇清理表面污染；所有物品尽可能地放在工作台后部靠近工作台后缘的位置，可产生气溶胶的设备（例如混匀器、离心机等）应靠近安全柜的后部放置；有生物危害性的废弃物袋、盛放废弃吸管的盘子以及吸滤瓶等体积较大的物品，应该放在安全柜内的某一侧，不应放在安全柜外面；工作台面上的实验操作应该按照从清洁区到污染区的方向进行。

在安全柜内的工作开始前和结束后，安全柜的风机应至少运行 5 分钟，试验完成后以及每天工作结束时，应使用适当的消毒剂对生物安全柜的表面进行擦拭，在生物安全柜内操作时，不得进行文字工作。

（2）超净台　是无尘洁净房中的组成部分之一。其主要工作原理气流从顶部或底部经过过滤器后从操作区正面流向工作台面，被样品污染的气流流出柜外，没有循环气流。超净台保护样品不受污染，

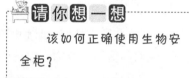

请你想一想

该如何正确使用生物安全柜？

适用于普通实验室或无菌微生物检验中需要局部洁净无菌工作环境的科研或实验。

四、生物安全管理

1. 生物安全工作

（1）实验室应制定意外事故的应对程序和突发事件的应急预案，应急预案应报学校"实验室生物安全管理委员会"办公室备案。

（2）实验室安全管理负责人有责任监督实验室工作人员对病原微生物等进行确认、

分类管理、安全存放，并随时监控。

（3）实验室安全管理人员应记录实验室危害评估的结果及所采取的措施，发现问题及时上报实验室管理领导小组。

（4）实验室安全管理人员必须对本实验室操作有害材料的安全行为进行全过程监督和记录，提供生物安全指导。

（5）对于高风险和污染材料应严密控制，专人管理，并有采购、使用记录，防丢失或遗失。

（6）所有废弃物应使用可靠的方法处理。

（7）实验室安全管理负责人有义务督促其实验室的工作人员进行定期的健康检查。

（8）不得擅自改建实验室或改动实验室设置，确需改建或变更设置的，要对生物安全影响进行论证评估，经相应部门批准后，报学校"实验室生物安全管理委员会"办公室备案。

（9）定期向公众进行不同形式的生物安全教育，对相关实验室工作人员进行分级培训。

2. 生物实验室安全操作规程

（1）进入规定

1）在处理危险度Ⅱ级或更高危险度级别的微生物时，在实验室门上应标有国际通用的生物危害警告标志。

2）实验室管理人员应根据实验室的具体情况，制定实验室生物安全的操作程序。

3）进入实验室的工作人员必须经过生物安全知识培训，获得相应部门颁发的证书方可上岗。

4）实验室的门应保持关闭。

5）儿童不应被批准或允许进入实验室工作区域。

6）进入动物房应经过特别批准。

（2）人员防护

1）在实验室工作时，任何时候必须身着连体衣、隔离服和（或）工作服。为了防止眼睛或面部受到泼溅物、碰撞物或人工紫外线辐射的伤害，必须戴安全眼镜、面罩（面具）或其他防护设备。防护服不允许和日常服装放在同一个柜子里。

2）在进行可能直接或意外接触到血液、体液以及其他具有潜在感染性的材料或感染性动物的操作时，应戴上合适的手套。手套用完后应先消毒再摘除，随后必须洗手。

3）在处理完感染性材料和动物后，以及在离开实验室工作区域前，都必须洗手。

> **请你想一想**
>
> 生物实验室操作时，只要有生物安全柜保护就行，个人防护大可不必，这种理解对吗？为什么？

4）严禁穿着实验室防护服离开实验室（如去餐厅、茶室、办公室、图书馆和卫生间）。

5）禁止在实验室工作区域进食、饮水、吸烟、化妆和处理隐形眼镜等。

（3）操作规范

1）严禁用口吸移液管。

2）所有的技术操作要按尽量减少气溶胶和微小液滴形成的方式来进行。

3）应限制使用皮下注射针头和注射器。除了进行肠道外注射或抽取实验动物体液，皮下注射针头和注射器不能用于替代移液管或用作其他用途。

4）出现溢出、事故以及明显或可能暴露于感染性物质时，必须向实验室主管报告。实验室应保存这些事件或事故的书面报告。

5）污染的液体在排放到生活污水管道以前必须清除污染（采用化学或物理学方法），根据所处理的微生物因子的危险度评估结果，可能需要准备污水处理系统。

6）需要带出实验室的手写文件必须保证在实验室内没有受到污染。

（4）实验室工作区

1）实验室应保持整齐，严禁摆放与实验无关的物品。

2）若有潜在危害性的材料溢出以及在每天工作结束之后，必须立即清除工作台面的污染。

3）所有受到污染的材料、标本和培养物在废弃或清洁再利用之前，必须清除污染。

4）如果窗户可以打开，则应安装防止节肢动物进入的纱窗。

（5）生物实验安全的必备设施

1）移液辅助器　杜绝用口吸的方式移液。

2）生物安全柜　感染性物质在空气中传播感染的危险很大，进行极有可能产生气溶胶的操作（包括离心、研磨、混匀、剧烈摇动、超声破碎、打开内部压力和周围环境压力不同的盛放有感染性物质的容器、动物鼻腔接种以及从动物或卵胚采集感染性组织）时，应使用密封的安全离心杯，并在生物安全柜内装样、取样，可在开放实验室离心。

3）一次性塑料接种环　可在生物安全柜内使用电加热接种环，以减少生成气溶胶。

4）螺口盖试管及瓶子。

5）高压灭菌器　用于清除感染性材料的污染。

6）一次性巴斯德塑料移液管　尽量避免使用玻璃制品。

（6）清除污染　高压蒸汽灭菌是清除污染的首选方法。需要清除污染并丢弃的物品应装在容器中（如根据内容物是否需要进行高压灭菌和（或）焚烧而采用不同颜色标记的可以高压灭菌的塑料袋）。也可采用其他可以除去和（或）杀灭微生物的替代方法。

（7）污染性材料和废弃物的处理　生物类废弃物应根据其病原特性、物理特性选择合适的容器和地点，专人分类收集集中，进行消毒，烧毁处理，日产日清。液体废弃物一般可加漂白粉进行氯化消毒处理；固体可燃性废弃物分类收集、整理，最后焚烧处理；固体非可燃性废弃物分类收集，先加漂白粉进行氯化消毒处理，满足消毒条件后做最终处理。除了焚烧和深埋以外，还应该提倡回收和综合利用的方式，减少资源浪费。

实验室应有盛装废弃物的容器，容器里面装有适宜的、新鲜配制的消毒液。废弃物应保持和消毒液直接接触并根据所使用的消毒液选择浸泡时间，然后把消毒液及废弃物倒入一个容器里以备高压灭菌或焚烧。盛装废弃物的容器在再次使用前应高压灭菌并洗净。

皮下注射用针头、手术刀及破碎玻璃等锐器用过后不应再重复使用，应收集在带盖的不易刺破的容器内。盛放锐器的一次性容器必须是不易刺破的，而且不能将容器装得过满。当达到容量的 3/4 时，应将其放入"感染性废弃物"的容器中焚烧。

实训六　洗眼器、紧急喷淋装置、通风橱的安全使用

一、实训目的

1. 形成实验室安全保护意识。
2. 会使用洗眼器、紧急喷淋装置、通风橱。
3. 会对洗眼器、紧急喷淋装置进行维护和保养。

二、实训原理

当在实验室发生有毒腐蚀性物质（酸、碱、有机物等）喷溅到躯体、脸、眼睛或发生火灾引起工作人员衣物着火时，通过洗眼器、紧急喷淋装置的快速有效冲洗、喷淋，能使危害减轻到最低程度。

另外，实验室工作过程中会释放烟、雾、蒸汽、粉尘以及气溶胶等有害物质，为了尽量减少与这些物质的接触，我们需要采取通风橱防护。通风柜的防爆玻璃视窗可以把操作人员和有害物质进行有效隔离，能极大减少操作人员与有害物质接触的机会。

三、实训器材

洗眼器、喷淋装置和通风橱装置如图 6-10、图 6-11 所示。

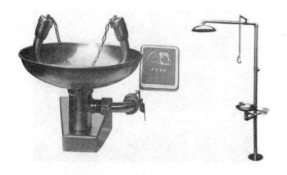

图 6 - 10 洗眼器和喷淋装置

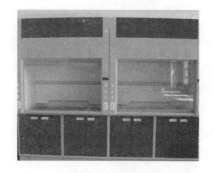

图 6 - 11 通风橱装置

四、实训方法

(一) 洗眼器的使用

1. 取下洗眼器的防尘盖，站立好位置，见图 6 - 12。

2. 洗眼器水压情况判断

（1）水压过低及情况处理 打开洗眼器，出现水压偏低时（图 6 - 13），需要检查进水管道是否通畅，使用者将手推柄开启至最大程度。

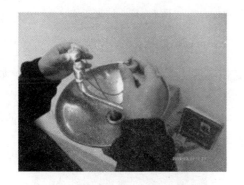

图 6 - 12 取下防尘盖

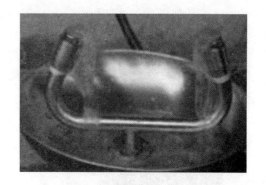

图 6 - 13 洗眼器水压过低

（2）水压过高及情况处理 打开洗眼器，出现水压过高（图 6 - 14），使用者使用时无需将开关开到最大程度，手推柄开启至 45°~60°即可。

（3）水压正常 洗眼器喷头以 12~18L/min 冲眼喷头的柔和泡沫式雾状水流流出，如图 6 - 15 所示。

3. 洗眼操作 眼睛靠近洗眼器的出水口，用手指撑开眼帘，用手推开阀门冲洗眼睛，冲洗时间最少 15 分钟，如图 6 - 16 所示。

4. 结束工作 冲洗完关闭阀门，盖上防尘盖，如仍感不适，立即就医。如图6 - 17所示。

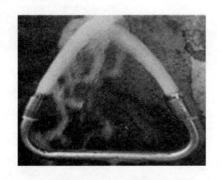

图 6 – 14　洗眼器水压过高

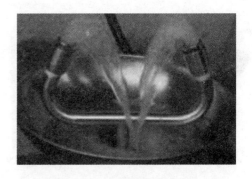

图 6 – 15　洗眼器水压正常

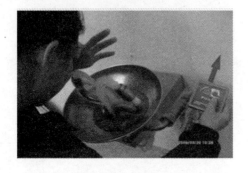

图 6 – 16　洗眼操作

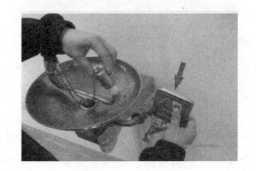

图 6 – 17　结束工作

（二）紧急喷淋装置的使用

1. 准备　紧急喷淋装置用于全身淋洗。受伤者脱去污染衣物，站在喷头下方，如图 6 – 18 所示。

2. 冲淋　拉下阀门拉手，即可出水（图 6 – 18）。连续冲洗时间不得少于 15 分钟。

3. 结束　上推阀门拉手，使水关闭（图 6 – 19）。

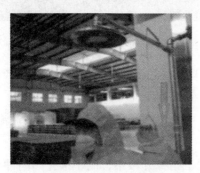

图 6 – 18　拉下阀门拉手

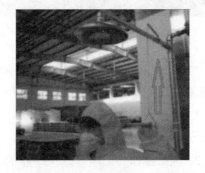

图 6 – 19　上推阀门拉手

（三）通风橱的使用

1. 操作前检查

（1）电源开关是否处于开启位置。

（2）电源控制面板上电源指示灯是否亮起。

（3）日光灯开关是否打开。

（4）通风橱是否处于排风状态。

2. 操作模式

（1）玻璃视窗开度　全开状态仅在组装、调试内部仪器设备或清洗橱内空间时方允许出现，此为"调试状态"。玻璃视窗开至使用者手肘处（半开），使操作人员手伸入柜内操作实验，而胸部以上则受玻璃视窗完全钢化玻璃所屏护，此为"正常操作状态"。

（2）玻璃视窗开至最低开度，操作人员离开，使柜内实验程序自行反应或者暂停实验，此为"待机状态"。

（3）实验物品、器材放置　通风橱正常工作后，实验物品、器材放置在距离调节门内侧150mm左右，以确保排气的顺畅。

3. 结束　操作人员最后结束工作，离开通风橱前，应将通风橱内设备电源关闭，并将所有水、电、气开关予以关闭，并将调节门降至最低位置后方可离开。

（四）维护与保养

1. 洗眼器、喷淋装置的维护保养

（1）每周需对洗眼器、喷淋装置进行一次出水检查，检查记录表需放置在洗眼器现场。

（2）检查内容　包括：洗眼器、喷淋装置指示标志完好，外观完好，无锈蚀、阀门开关有效、总阀处于常开状态，冲眼喷头滤网无堵塞、出水正常，水源清澈，洗眼喷头保护罩盖是否完好。

喷淋装置、洗眼器检查记录

项目时间	年											
	1月	2月	3月	4月	5月	6月	7月	8月	9月	10月	11月	12月
开关能否正常使用												
配件连接是否完好												
能够正常出水												
喷头下方无障碍物												
异常处理方法与结果												
无脏水锈水												
检查人												

注：1. 检查人员按期进行检查

2. 检查正常打"√"，异常打"×"，无打"○"

3. 异常处理方法一般是联系厂家进行维修。

2. 通风橱的维护保养

（1）由于实验物质多半具有毒性的关系，所以在通风柜内各部位及其相关通风管路内都存在着可能的安全隐患，所以在实施各种检查及保养之前必须确认无任何危险因素存在，任何从事保养检查的工作人员都必须穿着保护装备（如耐酸碱手套，防护眼镜，防护面具，口罩等）。过程中如发现任何危险状况，应立即排除后才能进行保养工作。

（2）每次使用后应使用中性清洁剂清洁刷洗橱内各部，包含玻璃视窗、内衬板及导流板内外、润滑门的滑轨等。

（3）每周对通风橱进行一次维护保养　①检查控制面板上开关所对应的功能是否正常；②通风橱内水槽是否堵塞；③玻璃视窗能否正常滑动；④冲洗水槽管道，避免残留溶剂腐蚀管道。

五、注意事项

1. 喷淋装置、洗眼器、通风橱四周不放任何物品，确保器材周围畅通，同时保持器材内外清洁。洗眼器内不得放置物品，通风橱内不得摆放易燃、易爆物品。

2. 洗眼器、喷淋装置不得用于平时洗脸、洗手用；通风橱使用前，先开启排风机后才能在橱内进行实验工作。

3. 洗眼器、喷淋装置用于紧急情况下，暂时缓解有害物质对身体的进一步伤害。进一步的处理和治疗，需听从医生的指导。

4. 使用通风橱时，必须在工作台面上操作，切勿在柜外做危险、有毒实验，以免有毒气体挥发到室内，危及实验人员安全。在通风橱内使用加热设备，建议在设备下方垫上石棉网和隔热板。

5. 洗眼器、喷淋装置、通风橱建议定期检查，将检查结果记录，并及时排除故障。

六、思考题

1. 请查阅资料说明为什么洗眼器、喷淋装置需要一周检查一次？

2. 请查阅资料说明洗眼器、喷淋装置是否需要保温装置，为什么？

3. 总结一下，通风橱的使用注意事项。

目标检测

一、选择题

（一）单项选择题

1. 易制毒化学品分为（　　）类。

　　A. 一　　　　　　　B. 二　　　　　　　C. 三　　　　　　　D. 四

2. 剧毒药品是（　　）。

　　A. 大鼠一次经口 $LD_{50} \leqslant 50mg/kg$　　　　B. 大鼠一次经口 LD_{50} 为 $1 \sim 50mg/kg$

　　C. 大鼠一次经口 $LD_{50} > 50mg/kg$　　　　D. 大鼠一次经皮 $LD_{50} \leqslant 50mg/kg$

3. 下列气体中属于有毒气体的是（　　）。

  A. 氧气　　　　　B. 氮气　　　　　C. 氯气　　　　　D. 二氧化碳

4. 实验室内的浓酸、浓碱处理，一般可（　　　）。

  A. 先中和后倾倒，并用大量水冲洗管道

  B. 不需中和，直接向下水道倾倒

  C. 不经处理，沿下水道流走

  D. 可带离实验室

5. 在钻床上钻削小工件时，是否可以直接用手拿（　　　）。

  A. 可以　　　　　　　　　　B. 不可以

  C. 方便时可以　　　　　　　D. 不方便时不可以

6. 下列哪项不是仪器设备需要维护保养的目的（　　　）。

  A. 为了延长仪器设备的使用寿命

  B. 保持其良好的性能及精度

  C. 最大限度地保证仪器设备正常运转

  D. 为了教学的需求

7. 以下保养适用于在用仪器的是（　　　）。

  A. 做好经常性的清洁工作

  B. 对其进行"防潮、防锈和防腐蚀"的密封包装

  C. 用"罩子"将仪器和外界分隔开来

  D. 定期对其进行封存

8. 不符合处理仪器事故"四不放过"原则的是（　　　）。

  A. 事故原因分析不清不放过　　　B. 防范措施不落实不放过

  C. 事故责任人不处理不放过　　　D. 事故造成的损失不赔偿不放过

9. 以下说法错误的是（　　　）。

  A. 禁止戴手套和围巾进行机械加工操作

  B. 机床运转时，要离开工作岗位得停车并关电门

  C. 在机械加工时，发现设备有异响，应继续操作

  D. 机械加工结束后，要清理工具

10. 下列哪项不是减少气溶胶产生的有效方法（　　　）。

  A. 规范操作　　　　　　　　B. 戴眼镜

  C. 加强人员培训　　　　　　D. 改进操作技术

11. 根据所操作的生物因子的危害程度和采取的防护措施，将生物安全的防护水平分为四级，哪一级的防护水平最低（　　　）。

  A. Ⅰ级　　　　B. Ⅱ级　　　　C. Ⅲ级　　　　D. Ⅳ级

12. 二级生物安全实验室必须配备的设备是（　　　）。

  A. 生物安全柜、培养箱　　　　B. 生物安全柜和水浴箱

  C. 生物安全柜和高压灭菌器　　D. 离心机和高压灭菌器

13. 常规微生物操作规程中的安全操作要点，以下哪一项是错误的（　　）。

    A. 禁止非工作人员进入实验室

    B. 以移液器吸取液体，禁止口吸

    C. 禁止在工作区饮食，处理隐形眼镜，化妆

    D. 所有培养物、废弃物运出实验室前不必灭菌

14. BSL - 2 实验室被称为（　　）。

    A. 基础实验室　　　　　　　　　B. 生物安全防护实验室

    C. 高度生物防护实验室　　　　　D. 生物安全实验室

15. 通常一般医院实验室属于生物安全（　　）实验室。

    A. Ⅰ级　　　　　　B. Ⅱ级　　　　　　C. Ⅲ级　　　　　　D. Ⅳ级

16. 下列哪项属于危害程度分类为第三类的病原体（　　）。

    A. SARS 病毒　　　　　　　　　B. 类天花病毒

    C. 天花病毒　　　　　　　　　　D. 黄热病毒

（二）多项选择题

17. 使用不了解的化学药品前应做好的准备有（　　）。

    A. 明确这种药品在实验中的作用

    B. 掌握这种药品的物理、化学性质

    C. 了解这种药品的毒性及防护措施

    D. 了解这种药品对人体的侵入途径和危险特性及中毒后的急救措施

18. 实验室的废液应（　　）。

    A. 直接向环境排放废液

    B. 未经处理不应随意向环境排放有毒、有害废物

    C. 分别收集，集中预处理，将毒害降低到国家规定范围后排放

    D. 应配备专门的废液回收桶，将废液上交有关部门处理回收

19. 领取及存放化学药品时，需要做的事情有（　　）。

    A. 确认容器上标示的中文名称是否为需要的实验用药品

    B. 化学药品分类存放

    C. 学习并清楚化学药品危害标示和图样

    D. 各种化学品可以放于同一药品柜中

20. 车床安全操作规程中规定，车床启动前需要做的事情是（　　）。

    A. 进行极限位置检查

    B. 检查安全罩是否挂好

    C. 检查各手柄是否处于正常位置

    D. 检查工件和车刀是否已安装好

21. 丙酮属于低毒类化学品，下列叙述正确的是（　　）。

    A. 它的闪点只有 - 18℃，具有高度易燃性

    B. 对神经系统有麻醉作用，对黏膜有刺激作用

    C. 它的沸点只有 56℃，极易挥发

    D. 不溶于水

22. 生物安全柜操作时废物袋以及盛放废弃吸管的容器放置要求正确的是（   ）。

    A. 废物袋以及盛放废弃吸管的容器等必须放在安全柜内而不应放在安全柜之外

    B. 因其体积大而放在生物安全柜一侧就可以

    C. 污染的吸管、容器等应先放于安全柜中装有吸毒液的容器中消毒 1 小时以上，再处理

    D. 消毒后的废弃物方可转入医疗废物专用垃圾袋中进行高压灭菌等处理

23. 实验室生物安全防护的内容包括（   ）。

    A. 安全设备、个体防护装置和措施

    B. 严格的管理制度和标准化的操作程序和规程

    C. 实验室的特殊设计和建设要求

    D. 实验楼宇智能化系统

24. 以下哪些具有感染性（   ）。

    A. 病人血液   B. 病原体培养物

    C. 动物尸体   D. 废弃的疫苗

二、思考题

1. 剧毒品的贮存与管理应执行"五双"制度，请问"五双"指的是什么？

2. 进入实验室前如何做好个人防护工作？

3. 请你说说你在实验室操作中常见的不安全行为，解释主要原因。

4. 什么是仪器设备事故？由哪些原因造成的？

5. 仪器设备保养应坚持实行的"三防四定"制度是指什么？

6. 请阐述生物安全柜防护原理。

7. 请根据生物实验室安全管理办法，说出生物实验安全的必备设施有哪些？

8. 请说出实验室生物安全级别及每个级别的特点。

书网融合……

  微课1   微课2   微课3   划重点   自测题

项目七 认识职业危害 保障职业健康

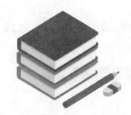

学习目标

知识要求

1. **掌握** 常见职业病的危害；工伤保险的有关规定、职业心理健康的影响因素。
2. **熟悉** 常见职业病的预防措施；职业病的类别。
3. **了解** 常见职业病的致病机制和病症表现；国家职业病防治规划；职业健康检查的基本内容。

能力要求

1. 会应用预防措施对常见职业病进行防护。
2. 会按照要求上报安全事故。
3. 会正确管理安全心理，规范从事职业劳动。

随着国民经济的飞速发展，为了职工的安全与健康，职业病防治作为企业安全工作的重要内容，正日益成为企业生产经营、市场准入的必要条件，越来越受到社会各界的重视。认识职业危害，保障职业健康，掌握职业病防治的相关知识，从而更好地履行和完成与职业健康有关的监管和科学研究工作，为保护广大劳动者的安全与健康发挥积极作用。

任务一 常见职业病案例与预防指南

PPT

随着我国工业化、城镇化的快速发展，就业人口急剧增大，工作场所接触各类危害因素引发的职业健康问题日益凸显。截至2018年底，我国累计报告职业病97.5万例。其中，职业病中最严重的是尘肺，其次还有噪声聋、慢性苯中毒、职业性哮喘等。

一、尘肺案例与预防指南

实例分析

实例 20世纪90年代，安徽省六安市裕安区西河口乡的2000多名农民结伴到海南打工。2005年5月，经安徽省疾病控制中心鉴定，这批打工者中有65人被确诊患上尘肺，其中三期16人，二期32人，一期17人，且已有19人死亡。有待确诊的疑似患者有40多人。西河口人在金矿大多从事井下风钻工、破碎工等接触粉尘的工作。矿主采取国家禁止的风钻掘进方式，未向他们提供任何有效的防尘护具，加之没有通风设备，工作时坑道内粉尘弥漫，环境十分恶劣。

分析 由于矿石加工生产过程中的粉碎、选矿、筛分等工序导致了矿工所处的环境充满了较高浓度的粉尘，在这种环境中长期工作，就会吸入大量的矿尘，轻者能引起呼吸道炎症，重者可导致尘肺，严重影响人体健康和寿命。矿工们长期接触粉尘却没有采取有效防护措施。他们对于尘肺的危害及防治知识一无所知，得了病后认为"无法治疗"，很多患者只是苦熬，失去了最佳治疗时机。

1. 尘肺 是人体在生产过程中吸入粉尘引起的以肺组织纤维化病变为主的一种疾病，主要分布在煤炭、机械、建材等工业行业中，是一种无法逆转的致残性职业病，按其致病原因可分为硅肺、混合性尘肺、硅酸盐肺、金属尘肺、碳尘肺等类型。

（1）硅肺 又称"矽肺"，是由于长期吸入大量游离二氧化硅粉尘引起的以肺部组织广泛的结节性纤维化为主的疾病，严重者可影响肺功能，丧失劳动能力，甚至发展为肺源性心脏病、心力衰竭及呼吸衰竭。此病多见于长期接触各种金属、煤粉、耐火材料、石粉、水泥、玻璃、陶瓷等工种的工人，是尘肺中最常见、进展最快、危害最严重的一种类型。

（2）煤工尘肺 是指煤矿工人长期吸入生产环境中的粉尘所引起的肺部病变的总称，分为煤肺和煤硅肺。煤肺是长期吸入煤尘（含5%以下游离二氧化硅）引起的肺组织纤维化的一种疾病，多见于采煤工、选煤工、煤炭装卸工。煤硅肺是长期吸入大量煤硅尘引起的以肺纤维化为主的疾病，多见于生产硬煤和无烟煤工人。

（3）硅酸盐肺 硅酸盐指的是硅、氧与其他化学元素（主要是铝、铁、钙、镁、钾、钠等）结合而成的化合物的总称。它在地壳中分布极广，是构成多数岩石（如花岗岩）和土壤的主要成分。硅酸盐肺是在生产环境中因长期吸入硅酸盐粉尘所引起的肺病，又可分为：①石棉肺。石棉是镁、铁及部分钙、钠含水硅酸盐形成的、具有纤维状结构的一类矿物的总称。吸入这类粉尘后引起的尘肺称为石棉肺。此病多见于石棉加工、采矿、锅炉维修工、建筑材料和电器绝缘材料制造工，其危害和严重性仅次于硅肺。②滑石尘肺。滑石是一种常见的硅酸盐矿物，形状多样，有颗粒状、纤维状、片状、块状等。滑石具有润滑性、耐酸碱、耐腐蚀、耐高温等特点，化学惰性大、不易导热和导电，常作耐火材料、造纸、橡胶填料、绝缘材料、润滑剂、农药吸收剂、皮革涂料、化妆材料及雕刻用料等。滑石尘肺是长期吸入滑石粉尘而引起的弥漫性纤维化的一种疾病，多见于滑石开采、加工、贮存、运输和使用的工人。滑石粉尘治病能力相对较低，脱离接触粉尘后病变可能停止进展或进展缓慢。③云母尘肺。云母是云母族矿物的统称，是钾、铝、镁、铁、锂等金属的铝硅酸盐，都是层状结构。云母具有较高的绝缘强度和较大的电阻性、较低的电介质损耗和抗电弧、耐电晕等优良的介质性能，而且质地坚硬，机械强度高，耐高温和温度急剧变化，还具备耐酸碱等良好的物理和化学性能，因而在工业上广泛使用。长期吸入高浓度云母粉尘可发生云母尘肺。云母尘肺的发病率和进展都比较缓慢，一般多无特殊症状和体征。④水泥尘肺。水泥是黏土和石灰的混合物在高温下燃烧成水泥熟料，再经过研磨而制得的一种细粉料。长期以来，它作为一种重要的胶凝材料，广泛应用于土木建筑、水利、国防等工程。水泥尘肺是长期吸入水泥粉尘而引起肺部弥漫性纤维化的一种疾病，发病工龄较长，病情进展缓慢，一般发病工龄在 20 年以上，最短为 10 年。

（4）其他尘肺　①石墨尘肺。石墨尘肺是指长期吸入较高浓度的石墨粉尘而引起的疾病。在石墨矿的开采、碎矿、浮选、烘干、筛粉和包装各工序；以石墨为原料制造各种石墨制品，如坩埚、滑润剂、电极、耐腐蚀管材等；使用石墨作为钢锭涂复剂、铸模涂料等生产过程中均可发生石墨尘肺。②炭黑尘肺。炭黑尘肺是生产和使用炭黑的工人长期吸入较高浓度的炭黑粉尘所引起的一种职业病。炭黑主要用于橡胶工业，其次用于塑料、油漆、印刷油墨、墨汁、唱片、电极制造、颜料及冶金等工业。我国目前的炭黑生产虽已实现密闭化、自动化生产，但粉尘飞扬现象仍然存在。因此，在炉前、回收、分离室、加工和包装等工序的工人，经常接触炭黑粉尘。③电焊工尘肺。电焊工尘肺是工人长期吸入高浓度电焊烟尘而引起的以肺纤维组织慢性增生为主的损害性疾病。电焊工在露天或宽敞的车间内作业，通风良好，作业场所的粉尘浓度低，发病工龄长，发病率低；而在密闭或通风不良的条件下作业，发病工龄则短，发病率也高。

你知道吗

我国的尘肺发病现状

我国北宋诗人孔平仲在《谈苑》中记录："贾谷山采石人，石末伤肺，肺焦多死。"这里所谓"石末伤肺"，就是石末沉着病，是世界上关于职业病的最早记录。随着时代的变迁和人类的发展，生产环境得到了巨大改善，然而，尘肺的发病率仍然居于新发职业病中的第一位，预防形势非常严峻。据《卫生健康事业发展统计公报》统计，2009 年，新发职业病中尘肺占比为 79.9%，2010 年为 87.4%。这些年，国家政策、法律保护、社会救助和医疗救治已全力展开。然而，2017 年，新发职业病中尘肺占比达 84.8%，2018 年为 82.8%。多年来，尘肺患者占比居高不下。

2. 尘肺的预防　我国是世界上尘肺危害最严重的国家之一，据国家卫健委公开报道的尘肺数据统计，我国目前尘肺患者高达 72 万例以上。我国政府对粉尘控制工作一直给予了高度重视，企业在控制粉尘危害、预防尘肺发生方面，结合国情做了不少行之有效的工作，防尘、降尘措施具体可概括为"革、湿、密、风、护、管、查、教"的八字方针。

（1）革　即改革工艺过程，革新生产设备。这是消除粉尘危害的根本途径，如采用远程操作、隔室监控等措施避免接触粉尘。

（2）湿　即湿式作业。水对绝大多数粉尘具有良好的抑制扩散性能，粉尘被润湿后不易向空气中飞扬，可有效降低粉尘浓度，且该法经济、实用、简单。

（3）密　即将产尘源密闭。对产生粉尘的设备，尽可能密闭，并与排风结合，抽出的空气经除尘处理后排入大气。

（4）风 即加强通风和抽风措施。在密闭产尘源的基础上，采用局部抽出式机械通风，将工作面的含尘空气排出，并同时采用局部送入式机械通风，将新鲜空气送入工作面。

（5）护 即个人防护。在粉尘浓度暂时达不到允许浓度标准以下作业时，佩戴合适的防尘口罩。防尘口罩要滤尘率、透气率高，质量轻，不影响工人视野和操作。

（6）管 即技术管理。做好防尘工作，建立健全的防尘机构，制定防尘工作计划和相关的规章制度，切实落实综合防尘措施。

（7）查 即健康检查。对新从事粉尘作业工人，必须进行健康检查。定期体检的目的在于早期发现粉尘对健康的损害，发现有不宜从事粉尘作业的疾病时，及时调离。工人在脱尘前也要进行健康检查，记录职业史，拍摄胸片，这样既能了解脱尘时的健康状况，也为以后随访观察保存档案资料。已经脱尘的工人，也应根据接触粉尘的性质和浓度继续随访。

（8）教 即加强宣传教育。加强防尘的宣传教育工作，让广大劳动者都能了解粉尘的危害，做好个人防护。

> **请你想一想**
> 尘肺为何在职业病中如此高发？ 尘肺的致病原因有哪些？

二、噪声聋案例与预防指南

1. 噪声 是一类引起人烦躁或音量过强而危害人体健康的声音。凡是妨碍人们正常休息、学习和工作的声音，以及对人们要听的声音产生干扰的声音，都属于噪声。

在生产中，由于机器转动、气体排放、工件撞击和摩擦产生的噪声称为生产性噪声。作业环境中的生产性噪声可分为三类。

（1）空气动力噪声 由于气体压力变化所产生的噪声，例如各种风机、空气压缩机等发出的噪声。

（2）机械性噪声 由于机械撞击、摩擦或转动所产生的噪声，例如各种车床、球磨机、织布机等发出的噪声。

（3）电磁性噪声 由于电机中交变力相互作用所产生的噪声，例如发电机、变压器等发出的噪声。

目前影响工人健康，严重污染环境的十大噪声源为风机、空压机、电动机、柴油机、纺织机、压力机、木工圆锯、球磨机、高压放空排气和凿岩机。这些设备产生的噪声可高达 120~130dB（A）。

你知道吗

噪声聋案例

老魏是某大型机械制造企业工程制造部的员工，从事铆焊已 11 年，其工作场所是大车间。近年来，老魏时常感觉耳膜震痛，与同事、朋友日常交谈力不从心，听力明显下降。2014 年 7 月，老魏前往疾控部门进行职业健康体检，专家调取了其近 5 年的体检资料，发现他的听力测试结果异常，但他没按医生建议定期复查，最终被诊断为职业性重度噪声聋。

分析 噪声性耳聋是由于听觉长期遭受噪声影响，而发生缓慢的、进行性的感音性耳聋，早期表现为听觉疲劳，离开噪声环境后可以逐渐恢复，久之则难以恢复，终致耳聋。劳动者出现以下情况时，应怀疑听力受到损害：下班后耳朵仍有嗡嗡声；与人交谈时，觉得声音变小或听不清楚；说话声音变大；听不到门铃或电话声；习惯性把电视或收音机的音量调得十分大。

2. 噪声危害的防治 噪声的控制需考虑声音的三要素，即噪声源、传播介质和接受者，同时还需结合职业健康检查。

（1）降低噪声源 改革生产设备，减少生产过程中噪声的产生，以低噪声或无声设备代替强噪声设备。

（2）控制噪声的传播 改变噪声的传播途径，例如采用吸音、隔音屏障等措施，合理规划设备安放位置。

（3）个人防护 采用合理的防护措施，例如使用隔音耳塞、耳罩，限制噪声作业的时间等。

（4）卫生保健措施 上岗前进行职业健康检查，控制职业禁忌证患者从事噪声作业。在岗期间，对接触噪声作业的人员定期进行健康监护检查，严重者应调离作业岗位。

> **请你想一想**
> 在医药生产过程中哪些岗位主要有噪声危害？

三、慢性苯中毒案例与预防指南

苯（C_6H_6）在工农业生产中被广泛使用，接触机会很多。苯在常温下是带有特殊芳香味的无色液体，相对分子质量为 78，沸点为 80.1℃，极易挥发，易着火。微溶于水，易与乙醇、三氯甲烷、乙醚、汽油、丙酮、二硫化碳等有机溶剂互溶。苯是有机化学合成中常用的原料，如制造苯乙烯、苯酚、药物、农药、合成橡胶、塑料、洗涤剂、染料、炸药等；作为溶剂、萃取剂和稀释剂，苯可用于生药的浸渍、提取、重结晶及油墨、树脂、人造革、粘胶和油漆等的制造。苯的制造如焦炉气、煤焦油的分馏，石油的裂化重整与乙炔合成苯；用作燃料，工业汽油中苯的含量可高达 10% 以上。苯中毒分急性苯中毒和慢性苯中毒。

1. 急性中毒 是因短时间吸入大量苯蒸气所致。主要表现为中枢神经系统的麻醉作用。轻者出现兴奋、欣快感、步态不稳及头晕、头痛、恶心、呕吐、轻度意识模糊等。重者神志模糊加重，由浅昏迷进入深昏迷状态或出现抽搐。严重者呼吸、心跳停止。

2. 慢性中毒 长期接触低浓度苯可引起慢性中毒，其主要临床表现如下。

（1）神经系统方面　多数患者表现为头痛、头晕、失眠、记忆力减退等类神经症，有的还伴有自主神经系统功能紊乱，如心动过速、心动过缓等。

（2）造血系统方面　慢性苯中毒主要损害造血系统。有近5%的轻度中毒者无自觉症状，但血常规检查发现异常。重度中毒者常因感染而发热，常见齿龈、鼻腔、鼻膜与皮下出血，眼底检查可见视网膜出血。慢性苯中毒的骨髓象主要表现为：呈再生障碍性贫血表现；骨髓增生异常综合征。苯可引起各种类型的白血病，国际癌症研究中心（IARC）已确认苯为致癌物。我国也将苯所致白血病列入职业病名单。

（3）其他方面　经常接触苯，皮肤可脱脂、变干燥、脱屑以至皲裂，有的出现过敏性湿疹、脱脂性皮炎。苯还可损害生殖系统，女职工接触苯可导致月经血量增多、经期延长，以及自然流产和胎儿畸形率增高。

你知道吗

慢性苯中毒案例

2004年11月，一位22岁女子鼻腔反复出血2天，过去6个月中鼻腔出血共发生3次，且容易疲乏，伴有头晕、恶心、面色苍白等症状；同时月经过多、牙龈出血，呈贫血面容。该女子3年前前往广东东莞一家鞋厂打工，在生产流水线上进行手工刷胶作业。经测定，工作车间内空气中苯浓度最低为180mg/m³，最高达480mg/m³，是标准值的30~80倍。工作时无任何防护措施，室内无通风排毒装置。无在岗期间健康检查制度，未接受过职业卫生宣传教育，上岗前未进行健康检查，且本人不知道胶中含有苯、甲苯等有毒物质。

分析　苯是企业生产的基本原料和广泛使用的溶剂，也是高毒性的化学品，厂方没有告知工人作业场所中使用的化学品有毒，也没有很好的通风、防护设施与装置以及个人防护措施，厂方应当对此负责。《职业病防治法》第四条规定：劳动者依法享有职业卫生保护的权利；第三十一条规定：用人单位与劳动者订立劳动合同时，应当将工作过程中可能产生的职业病危害及其后果、职业病防护措施和待遇等如实告知劳动者，并在劳动合同中写明，不得隐瞒或者欺骗。

3. 慢性苯中毒的预防

（1）以无毒或低毒的物质取代苯　例如，在油漆及制鞋工业中，以汽油、环己烷、甲苯、二甲苯等低毒溶剂作为稀释剂或粘胶剂，以乙醇等作为有机溶剂或萃取剂。

（2）生产工艺改革和通风排毒　生产过程密闭化、自动化和程序化；安装有充分效果的局部抽风排毒设备。

（3）卫生保健措施　对苯作业现场进行空气中苯浓度的监测。作业工人应加强个人防护，如戴防苯口罩或使用送风式面罩。进行周密的就业前和定期体检，筛检出禁忌证。女职工怀孕期及哺乳期必

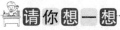

请你想一想

苯是如何进入人体的？该如何进行防范？

须调离苯作业，以免对胎儿产生不良影响。

四、其他案例分析

1. 职业性哮喘　属支气管哮喘的一种，是指劳动者在职业活动中，因吸入变应原后引起以间歇发作性喘息、气急、胸闷或咳嗽等为特点的气道慢性炎症性疾病。及时脱离变应原后，多数患者可自行缓解或经治疗缓解。

常见的职业性变应原有：①异氰酸酯类，如甲苯二异氰酸酯、亚甲基二苯二异氰酸酯；②苯酐类，邻苯二甲酸酐，偏苯三酸酐等；③多胺类，乙二胺、对苯二胺等。④铂复合盐；⑤剑麻；⑥β-内酰胺类抗生素中的含6-β-青霉烷酸烷基结构的青霉素类和含其氨基头孢素。

实例分析

实例　患者男，41岁，2012年4月入职某复合材料公司生产装备部从事锅炉工，主要职责为电动锅炉控制及动力（锅炉、热煤、水系统、蒸汽等）巡检。如遇到车间重大维修任务时，会协助维修人员进行一部分维修工作。2016年4月19日18：30，患者协助维修工安装新烘箱电机，15分钟后感到胸闷、呼吸困难，经门诊治疗2天，4月22日继续上班，5月9日因胸闷、气喘就诊，5月13日入院。

分析　该患者为锅炉工，日常作业接触噪声。参与维修时，接触二苯基甲烷-4，4'-二异氰酸酯、邻苯二甲酸酐等。2016年4月19日急性发病时接触氯乙烯和氯化氢，因此缺少确切的职业性变应原接触史。诊断机构考虑患者无致喘物直接接触史，4月19日前半月已有上呼吸道感染和支气管炎病史，出现咳嗽、咳痰、气喘表现。患者于2012年4月参加工作，工作四年时间里未有哮喘发作；如果脱离工作岗位的变应原，多可自行缓解或通过治疗很快缓解，然而本例患者从2016年5月13日起脱离接触，至8月22日职业病鉴定时仍未缓解。鉴定机构考虑用人单位其他岗位原辅材料中存在职业性变应原二苯基甲烷-4，4'-二异氰酸酯、邻苯二甲酸酐，符合经数月或数年潜伏期后，出现胸闷、气短、发作性哮喘，可伴有咳嗽、咳痰的发病特点，鉴定为职业性哮喘。

2. 职业性肿瘤　在工作环境中长期接触致癌因素，经过较长的潜伏期而患某种特定的肿瘤，称为职业性肿瘤。法定职业性肿瘤总共有11类：①石棉所致肺癌、间皮瘤；②联苯胺所致膀胱癌；③苯所致白血病；④氯甲醚、双氯甲醚所致肺癌；⑤砷及其化合物所致肺癌、皮肤癌；⑥氯乙烯所致肝血管肉瘤；⑦焦炉逸散物所致肺癌；⑧六价铬化合物所致肺癌；⑨毛沸石所致肺癌、胸膜间皮癌；⑩煤焦油、煤焦油沥青、石油沥青所致皮肤癌；⑪β-萘胺所致膀胱癌。

实例分析

实例　患者，男，时年25岁，工龄15个月，入职体检（非职业健康体检）合格。2008年1月，开始参加镀锌车间生产线设备接收安装调试，同期该厂房钢结构、设备及地面做油漆防腐喷涂，与设备安装调试同在一个现场，混合交叉作业，至2009年5

月地面油漆粉刷结束。在此期间用人单位未进行工作场所职业病危害因素检测，作业人员长期暴露于有毒有害气体的环境中，未进行职业性健康检查，无有效的个人防护用品，且常加班作业。2009 年 5 月，患者被确诊为急性淋巴细胞白血病，遂向职业病诊断机构提出职业病诊断申请，2010 年 6 月病故。2015 年 7 月，用人单位提供职业危害接触史、职业证明材料。2015 年 11 月，诊断机构根据患者生前陈述、证人证言、综合分析职业病危害接触史等资料，考虑到劳动者职业危害接触时间、发病时间、劳动者死亡时间以及职业病诊断申请时间，按照《职业性肿瘤诊断标准》（GBZ942002），作出"职业性肿瘤（苯所致白血病）"的诊断。

分析 职业病诊断时效性问题从患者提出职业病诊断申请到诊断为职业性肿瘤，历时 6 年，取证、举证过程一波三折，职业病诊断的难点，在于获取真实反映劳动者职业病危害因素接触情况的详细资料。在职业病危害因素接触史、工作场所职业病危害因素出现争议时，当事人可依法向用人单位所在地的劳动人事争议仲裁委员会申请仲裁。劳动者对用人单位提供的工作场所职业病危害因素检测结果等资料有异议，职业病诊断机构应当依法提请用人单位所在地安全生产监督管理部门进行调查。经安全生产监督管理部门督促，用人单位仍不提供工作场所职业病危害因素检测结果、职业健康监护档案等资料或者提供资料不全的，根据《职业病诊断与鉴定管理办法》第二十条规定：职业病诊断机构应当按照《职业病防治法》和国家职业病诊断标准，依据劳动者的职业史、职业病危害接触史和工作场所职业病危害因素情况、临床表现以及辅助检查结果等，进行综合分析，作出诊断结论。

任务二 预防职业病 了解工伤知识

PPT

实例分析

实例 河南新密市农民张海超，为对自己的"尘肺"进行职业病鉴定而历经曲折和磨难，悲愤无奈之下，不惜"开胸验肺"。但这种悲壮，并没有从根本上推动职业病鉴定程序的完善和进步。一群来自深圳的农民工，他们从 1990 年开始便在深圳的各大建筑工地从事孔洞爆破工作，至今已有 10 多年。由于长期吸入大量粉尘，多人经普通医院检查被疑患有尘肺，但职业病医院却拒绝给他们做进一步的检查和治疗，原因是这些工人没有劳动合同，用人单位也不给他们出具职业病检查委托书。

分析 根据《职业病防治法》的相关规定，职业病诊断应当综合分析患者的职业史，分析职业病危害接触史和现场危害调查与评价，需要用人单位提供有关职业卫生和健康监护等资料。2015 年以前（据《中国青年报》2009 年 8 月 6 日），如果将工伤认定程序的三个阶段——申请工伤认定、劳动能力鉴定和工伤待遇索赔——完全走一遍，平均需要 484 天，约 16.1 个月。在如此苛刻的条件下，有多少农民工有勇气、有精力走完维权之路？又有多少农民工对此望而却步，被迫打落牙齿往肚里吞？

为加强职业病防治工作，切实保障劳动者职业健康权益，我国于 2016 年制定了《国家职业病防治规划》（2016 - 2020 年），以下简称《规划》。

一、国家职业病防治规划

《规划》明确提出，到 2020 年，建立健全用人单位负责、行政机关监管、行业自律、职工参与和社会监督的职业病防治工作格局。职业病防治法律、法规和标准体系基本完善，职业卫生监管水平明显提升，职业病防治服务能力显著增强，救治救助和工伤保险保障水平不断提高；职业病源头治理力度进一步加大，用人单位主体责任不断落实，工作场所作业环境有效改善，职业健康监护工作有序开展，劳动者的职业健康权益得到切实保障；接尘工龄不足 5 年的劳动者新发尘肺报告例数占年度报告总例数的比例得到下降，重大急性职业病危害事故、慢性职业性化学中毒、急性职业性放射性疾病得到有效控制。

一是强化源头治理。开展全国职业病危害调查摸底，推广有利于保护劳动者健康的新技术、新工艺、新设备和新材料。

二是落实用人单位主体责任。加强建设项目职业病危害预评价、防护措施控制效果评价和竣工验收等环节的管理，改善作业环境和劳动条件，规范职业健康监护制度。

三是加大职业卫生监管执法力度。加强职业卫生监管网络建设，大力提升基层监管水平。建立用人单位和职业卫生技术服务机构"黑名单"制度，定期向社会公布并通报有关部门。

四是提升防治服务水平。完善职业病防治服务网络，充分发挥各类医疗卫生机构的作用。优化服务流程，提高服务质量，充分调动社会力量的积极性和创造性。

五是落实救助保障措施。规范用人单位劳动用工管理，依法签订劳动合同。督促用人单位依法按时足额缴纳工伤保险费。做好工伤保险与其他保障救助等相关制度的有效衔接。

六是推进防治信息化建设。建立完善重点职业病与职业病危害因素监测、报告和管理网络。规范职业病报告信息管理，提高部门间信息利用效率。

七是开展宣传教育和健康促进。广泛宣传职业病防治法律法规和相关标准，创新方式方法，推动"健康企业"建设。

八是加强科研及成果转化应用。鼓励和支持职业病防治基础性科研工作和前瞻性研究。开展重点技术攻关，加快科技成果转化和应用推广。

> **请你想一想**
> 国家职业病防治规划的主要目标是什么？

二、安全事故调查与处理的程序

根据《中华人民共和国安全生产法》第八十二、八十三条规定，安全事故调查处理的原则是科学严谨、依法依规、实事求是、注重实效。及时、准确地查清事故原因，查明事故性质和责任，总结事故教训，提出整改措施，并对事故责任者提出处理意见。

1. 事故调查 事故发生后，根据国家相关规定，遵循精简、效能的原则，组成事故调查组。事故调查组职责包括：①查明事故发生的经过、原因、人员伤亡情况及直接经济损失；②认定事故的性质和事故责任；③提出对事故责任者的处理建议；④总结事故教训，提出防范和整改措施；⑤提交事故调查报告。事故发生单位的负责人和有关人员在事故调查期间不得擅离职守，应当随时接受事故调查组的询问，如实提供有关情况。

2. 事故报告 事故报告应当及时、准确、完整，任何单位和个人对事故不得迟报、漏报、谎报或者瞒报。事故发生后，事故现场有关人员应当立即向本单位负责人报告；单位负责人接到报告后，应当于 1 小时内向事故发生地县级以上人民政府安全生产监督管理部门和负有安全生产监督管理职责的有关部门报告。

事故报告的上报内容包括：①事故发生单位概况；②事故发生的时间、地点以及事故现场情况；③事故的简要经过；④事故已经造成或者可能造成的伤亡人数（包括下落不明的人数）和初步估计的直接经济损失；⑤已经采取的措施；⑥其他应当报告的情况。

事故报告后出现新情况的，应当及时补报。自事故发生之日起 30 日内，事故造成的伤亡人数发生变化的，应当及时补报。道路交通事故、火灾事故自发生之日起 7 日内，事故造成的伤亡人数发生变化的，应当及时补报。

你知道吗

事故现场保护

事故发生后，有关单位和人员应当妥善保护事故现场以及相关证据，任何单位和个人不得破坏事故现场、毁灭相关证据。事故现场保护的主要任务是维持现场的原始状态，根据事故现场的具体情况，划定保护区的范围，布置警戒。必要时，将事故现场封锁起来，禁止一切人员进入，即使是保护现场的人员也不能随意出入，更不能擅自勘察。

因抢救人员、防止事故扩大以及疏通交通等原因，需要移动事故现场物件的，应当做出标志，绘制现场简图并做出书面记录，妥善保存现场重要痕迹、物证。

3. 事故处理 事故发生单位应当按照负责事故调查的人民政府的批复，对本单位负有事故责任的人员进行处理。负有事故责任的人员涉嫌犯罪的，依法追究刑事责任。事故发生单位应当认真吸取事故教训，落实防范和整改措施，防止事故再次发生。除了依法应当保密的以外，事故处理的情况由负责事故调查的有关部门或机构向社会公布。

> **请你想一想**
> 在事故报告阶段，为什么要制定"1 小时"的限制性规定？

三、了解工伤保险

工伤，是工作伤害的简称，也称作职业伤害。工伤的概念是 1921 年国际劳工大会上通过的公约中提出的，是指由于工作引起并在工作过程中发生的事故伤害和职业病伤害。工伤需要通过法律法规程序进行认定，当然，在工作中，最好能够预防和避免这些伤害的发生。

工伤保险是指劳动者在生产经营活动中或规定的某些特殊情况下，所遭受的意外伤害或者罹患职业病，以及因这两种情况造成劳动者死亡、暂时或者永久丧失劳动能力时，劳动者及其供养亲属、遗属能够从国家、社会得到的必要物质补偿。这种补偿既包括医疗所需、康复所需，也包括基本生活保障所需。

你知道吗

我国工伤保险制度的发展历程

1884 年，世界上第一部工伤保险法在德国诞生。经过 100 过年的发展，世界上大部分国家都相继进行了本国工伤保险的立法。新中国建立以后，党和国家高度重视保护劳动者在生产过程中的生命安全与身体健康，在一系列社会保障制度的创建过程中，相继颁布了《劳动保险条例》《企业职工工伤保险试行办法》，我国工伤保险制度逐步建立和完善。2003 年 4 月 27 日，《工伤保险条例》以中华人民共和国国务院令第 375 号公布，自 2004 年 1 月 1 日起实施。2010 年 10 月 28 日，《中华人民共和国社会保险法》正式颁布，自 2011 年 7 月 1 日起实施，其中，对工伤保险做出了专章规定，进一步明确了工伤保险的法律地位。2010 年 12 月 20 日，在总结经验的基础上，中华人民共和国国务院令第 586 号公布了《国务院关于修改＜工伤保险条例＞的决定》，对《工伤保险条例》进行了修订。至此，我国工伤保险法律体系基本形成。

实行《工伤保险条例》的目的是为了保障因工作遭受事故伤害或者患职业病的职工，获得医疗救治和经济补偿，促进工伤预防和职业康复，分散用人单位的工伤风险。该条例实施以来，对于及时救治和补偿受伤职工，保障工伤职工的合法权益，分散用人单位的工伤风险发挥了重要作用。

请你想一想

哪些情况属于工伤范围？

任务三 保障职业健康 杜绝不安全心理

PPT

实例分析

实例 1 2013 年，某公交车司机故意撞人致 1 死 28 伤，连续撞人 20 次，累计造成 10 人轻伤、18 人轻微伤、17 辆车受损。法庭上肇事司机对犯罪行为供认不讳，并说出了原因："事发前，我因为超速被公司处罚 200 元，还要求我写检讨，我觉得很不公平，公司总是用各种罚款来压榨和赶走员工。这样变相"炒人"，不用做出任何赔偿和补偿。我这样做，就是希望有人来关注我们。"

实例 2　某厂的青年员工李某，父母早亡，工资很低，家里还有弟弟、妹妹需供养，本人又患有肺病，30 岁还未找到对象，平时情绪低沉，上班经常迟到早退，违章作业不断发生。企业工会了解情况后，给他困难补助，并送他去疗养，病好后又帮他安排相亲，结婚时还帮他找了房子。从此，他积极工作，严格执行规章制度，在一年的工作中连续防止了两起重大事故。

分析　事故连锁理论告诉我们：绝大部分的事故是由于人的不安全行为造成的，而人的不安全行为往往是由于不安全的心理所导致，如埋怨、愤怒、悲伤、情绪失控、注意力不集中等因素。因此，在加强企业安全生产管理的同时，也必须重视企业员工的心理健康管理。

一、职业健康检查管理办法解读

1. 为何要开展职业健康检查？职业健康检查是指医疗卫生机构按照国家有关规定，对从事接触职业病危害作业的劳动者进行的上岗前、在岗期间、离岗时的健康检查。上岗前职业健康检查的目的在于掌握劳动者的健康状况，发现职业禁忌；在岗期间的职业健康检查目的在于及时发现劳动者的健康损害；离岗时的职业健康检查是为了解劳动者离开工作岗位时的健康状况，以便分清健康损害的责任。

2. 职业健康检查如何进行？医疗卫生机构开展职业健康检查应当与用人单位签订委托协议书，由用人单位统一组织劳动者进行职业健康检查；也可以由劳动者持单位介绍信进行职业健康检查。

3. 职业健康检查的费用由谁承担？职业健康检查费用由用人单位承担。

4. 承担职业健康检查的医疗卫生机构应具备哪些条件？持有《医疗机构执业许可证》，涉及放射检查项目的还应当持有《放射诊疗许可证》；具有相应的职业健康检查场所、候检场所和检验室，建筑总面积不少于 400 平方米，每个独立的检查室使用面积不少于 6 平方米；具有与批准开展的职业健康检查类别和项目相适应的执业医师、护士等医疗卫生技术人员；至少具有 1 名取得职业病诊断资格的执业医师；具有与批准开展的职业健康检查类别和项目相适应的仪器、设备，开展外出职业健康检查要具有相应的职业健康检查仪器、设备、专用车辆等条件；建立职业健康检查质量管理制度。符合以上条件的医疗卫生机构，由省级卫生行政部门批准后颁发《职业健康检查机构资质批准证书》，并注明相应的职业健康检查类别和项目。

5. 职业健康检查分几类？职业健康检查按照作业人员接触的职业病危害因素分为接触粉尘类、接触化学因素类、接触物理因素类、接触生物因素类、接触放射因素类及特殊作业等六类。

6. 职业健康检查的项目和周期的依据是什么？职业健康检查的项目、周期按照《职业健康监护技术规范》（GBZ 188 - 2014）执行，放射工作人员职业健康检查按照

《放射工作人员职业健康监护技术规范》（GBZ235）等规定执行。

7. **职业健康检查机构对职业健康检查结果如何？** 职业健康检查机构应当在职业健康检查结束之日起 30 个工作日内将职业健康检查结果，包括劳动者个人职业健康检查报告和用人单位职业健康检查总结报告，书面告知用人单位，由用人单位将劳动者个人职业健康检查结果及职业健康检查机构的建议等书面形式如实告知劳动者。

> **请你想一想**
>
> 职业健康检查与一般健康体检有什么区别？

二、职业病的高危人群

在生产劳动中，接触生产中使用或产生的有毒化学物质、粉尘气雾、异常的气象条件、高低气压、噪声、振动、微波、X 射线、γ 射线、细菌、霉菌；长期强迫体位操作，局部组织器官持续受压等，均可引起职业病。职业病呈现的特点有：接触职业病危害人数多，患病数量大；职业病危害分布行业广，中小企业危害严重；职业病危害流动性大、危害转移严重；职业病具有隐匿性、迟发性的特点，危害往往被忽视；职业病危害造成的经济损失巨大，影响长远。

你知道吗

职业病

根据《职业病防治法》规定，职业病是指企业、事业单位和个体经济组织等用人单位的劳动者在职业活动中，因接触粉尘、放射性物质和其他有毒、有害物质等因素而引起的疾病。一般来说，凡是符合法律规定的疾病才能称为职业病。

根据新修订的《中华人民共和国职业病分类和目录》，我国的职业病包括十大类，共 132 种，分别是：

1. 尘肺 包括硅肺、煤工尘肺等。

2. 职业性放射病 有外照射急性放射病、外照射亚急性放射病、外照射慢性放射病、内照射放射病等。

3. 职业性化学中毒 有铅及其化合物中毒、汞及其化合物中毒等。

4. 物理因素职业病 包括中暑、减压病等。

5. 职业性传染病 包括炭疽、森林脑炎等。

6. 职业性皮肤病 包括接触性皮炎、光敏性皮炎等。

7. 职业性眼病 包括化学性眼部烧伤、电光性眼炎等。

8. 职业性耳鼻喉疾病 包括噪声聋、铬鼻病。

9. 职业性肿瘤 包括石棉所致肺癌、间皮癌，联苯胺所致膀胱癌等。

10. 其他职业病 包括职业性哮喘、金属烟热等。

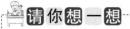

请你想一想

职业病主要涉及哪些人群？

三、杜绝不安全心理，让健康动起来

安全是生产的第一要素，直接决定着生产经营的成果，甚至影响着生产经营活动能否正常持续发展。影响安全生产的心理因素分为以下六种。

1. 侥幸心理 侥幸心理是许多违章人员在行动前的一种重要心态。存在侥幸心理的人，主观上图省事、走捷径，认为"违章不一定出事，出事不一定伤人，伤人不一定伤己"。这些人未必不懂安全操作规程，也不是缺乏安全知识，但就是嫌麻烦，明知故犯。

2. 惰性心理 这是一种在生产过程中能少动就少动、能省力就省力的一种心理状态。抱有这种心理的员工往往工作马虎、低标准，持不负责任的工作态度，视安全操作为儿戏。

3. 麻痹心理 抱有麻痹心理的员工往往是已有多年工作经验的老员工，他们盲目相信自己以往的经验，认为技术过硬，就一定不会出问题。对于他人中肯的劝告麻木不仁，自认为多年来就是这么做的，从没出过事，我行我素。

4. 无所谓心理 抱有无所谓心理的员工一般在生产中表现为遵章或违章都满不在乎，他们根本没有意识到危险的存在，认为安全问题仅仅是纸上谈兵，不把安全规定放在心上。

5. 逆反心理 逆反心理是一种无视安全管理制度的对抗性心理状态，一般在行为上表现为"你让我这样，我偏要那样；你越不让我干，我越要干"，尤其在管理者和被管理者之间关系紧张的情况下，员工的逆反心理表现尤为突出。

6. 反常心理 一些员工受到社会、企业、家庭等因素的刺激时，常常情绪反常，在工作中出现烦躁、闷闷不乐、情绪低落等现象。此时，员工很容易失去自我调节控制能力，对隐患的判断力和事故的反应力等均会大幅度下降，从而易于发生事故。

你知道吗

员工帮助计划

员工帮助计划（employee assistance program，EAP），又称员工心理援助项目、全员心理管理技术。它是由企业为员工设置的一套系统的、长期的福利与支持项目。通过专业人员对组织的诊断、建议和对员工及其直系亲属提供专业指导、培训和咨询，旨在帮助解决员工及其家庭成员的各种心理和行为问题，提高员工在企业中的工作绩效。

EAP内容包括压力管理、职业心理健康、裁员心理危机、灾难性事件、职业生涯发展、健康生活方式、家庭问题、情感问题、法律纠纷、理财问题、饮食习惯、减肥等各个方面，全面帮助员工解决个人问题。除了提供心理咨询之外，它还可以通过心理健康调查、培训、讲座、电话咨询、网络咨询或其他认可的标准，在系统、统一的基础上，给予员工帮助、建议和其他信息。

目标检测

一、选择题

(一) 单项选择题

1. 尘肺是人体在生产过程中吸入 (   ) 引起的一种肺部疾病。
   A. 有毒液体　　　　B. 粉尘　　　　　　C. 有毒气体　　　　D. 有机化合物

2. 尘肺中进展最快、危害最严重的一种是 (   )。
   A. 硅肺　　　　　　B. 煤工尘肺　　　　C. 硅酸盐肺　　　　D. 金属尘肺

3. 消除尘肺的根本途径是 (   )。
   A. 湿式作业　　　　B. 加强通风　　　　C. 消除粉尘　　　　D. 个人防护

4. 关于苯作业人员的防护，错误的是 (   )。
   A. 按要求穿戴工作衣
   B. 女工孕期若使用防毒面具，可继续进行苯作业
   C. 休息时离开岗位
   D. 不在岗位吸烟、进食

5. 单位负责人接到事故报告后，应当于 (   ) 内向事故发生地县级以上相关安全生产管理部门报告。
   A. 0.5 小时　　　　B. 1 小时　　　　　C. 2 小时　　　　　C. 3 小时

6. 事故报告后出现新情况的，自事故发生之日起 (   ) 日内事故造成的伤亡人数发生变化的，应当及时补报。
   A. 30　　　　　　　B. 20　　　　　　　C. 10　　　　　　　D. 5

7. 国务院发布的《国家职业病防治规划》的规划年限是 (   )。
   A. 2010 – 2015 年　　　　　　　　　　B. 2016 – 2020 年
   C. 2018 – 2023 年　　　　　　　　　　D. 2020 – 2025 年

8. 职业健康检查的费用由 (   ) 承担。
   A. 医疗卫生机构　　　　　　　　　　B. 员工
   C. 用人单位　　　　　　　　　　　　D. 员工和用人单位

9. 根据《职业病分类和目录》，职业病包括 (   ) 大类，共 132 种。
   A. 7
   B. 8
   C. 9
   D. 10

10. 存在 (   ) 的人，主观上图省事、走捷径，认为违章不一定出事。
    A. 反常心理　　　B. 侥幸心理　　　　C. 麻痹心理　　　　D. 逆反心理

11. 抱有（　　）的员工往往是有多年工作经验的老员工，他们盲目相信自己以往的经验，不听从他人中肯的劝告。

    A. 反常心理   B. 侥幸心理   C. 麻痹心理   D. 逆反心理

12. 无视安全管理制度的对抗性心理状态属于（　　），尤其在管理者和被管理者之间关系紧张时，该心理表现尤为突出。

    A. 反常心理   B. 侥幸心理   C. 麻痹心理   D. 逆反心理

13. 员工受到社会、企业、家庭等因素的刺激时，很容易失去自我调节控制能力，产生（　　）。

    A. 反常心理   B. 侥幸心理   C. 麻痹心理   D. 逆反心理

（二）多项选择题

14. 以下减少噪声的措施中，能在传播过程中减弱噪声的是（　　）。

    A. 建筑工地上噪声大的工作要限时

    B. 市区里种草植树

    C. 戴上防噪声耳塞

    D. 市区内汽车禁止鸣笛

15. 以下减少噪声的措施中，不属于个人防护措施的是（　　）。

    A. 建筑工地上噪声大的工作要限时

    B. 市区里种草植树

    C. 戴上防噪声耳塞

    D. 市区内汽车禁止鸣笛

16. 下列不属于尘肺的是（　　）。

    A. 煤工尘肺   B. 石墨尘肺   C. 硅肺病   D. 岩肺病

17. 下列属于慢性苯中毒临床表现的是（　　）。

    A. 兴奋、步态不稳   B. 头痛、头晕

    C. 失眠   D. 皮下出血

18. 以下预防慢性苯中毒的措施中，正确的有（　　）。

    A. 以无毒物质代替苯   B. 安装通风设备

    C. 改革生产工艺   D. 佩戴普通口罩

19. 事故报告的上报内容包括（　　）。

    A. 事故发生的时间、地点以及事故现场情况

    B. 事故的简要经过

    C. 事故已经造成或者可能造成的伤亡人数

    D. 事故调查情况

20. 《国家职业病防治规划》中强化源头治理工作，包括（　　）。

    A. 新工艺   B. 新设备   C. 新工作服   D. 新材料

21. 以下属于职业病的是（　　）。

    A. 尘肺   B. 噪声聋   C. 胆结石   D. 接触性皮炎

22. 以下属于影响安全生产的心理因素的是（   ）。

    A. 自信心理   B. 侥幸心理   C. 麻痹心理   D. 逆反心理

二、简答题

1. 请查阅资料，在噪声、电焊粉尘、活性炭粉尘、硫酸、氢氧化钠、氮气、乙酸中任选一种，说一说它们的职业危害，应该如何防护？

2. 请你说一说，安全事故的处理包括哪些基本程序？

3. 请你说一说，什么是工伤？什么是工伤保险？

4. 影响安全生产的心理因素有哪些？

5. 请你说一说，职业病有哪些种类？每种试举一例。

书网融合……

📋 划重点

📋 自测题

参考答案

项目一

单项选择题

1. A 2. A 3. D 4. A 5. D 6. B 7. C 8. A 9. C 10. C 11. C 12. A 13. B
14. D 15. B 16. C 17. A

多项选择题

18. ABC 19. ABCD 20. ABC 21. ABC 22. ABC 23. ABCD 24. ABCD

项目二

单项选择题

1. B 2. A 3. B 4. C 5. B 6. A 7. B 8. A 9. A 10. A 11. A 12. C 13. A
14. B 15. B 16. B

多项选择题

17. ABC 18. ABCD 19. ABCD 20. ABCD 21. ACD 22. ABCD

项目三

单项选择题

1. C 2. B 3. A 4. A 5. B 6. B 7. B 8. B 9. B 10. C 11. A 12. B 13. A
14. C
15. C 16. C 17. A 18. A 19. C 20. C

多项选择题

21. ABC 22. ABC 23. ABC 24. ABC 25. ABD 26. ABC 27. ABC 28. ACD
29. ABC 30. ABC

项目四

单项选择题

1. A 2. A 3. C 4. B 5. A 6. C 7. B 8. B 9. B 10. A 11. A 12. D 13. C
14. A 15. A 16. B 17. C 18. C 19. C 20. D 21. B 22. C

多项选择题

23. ABD 24. ABCD 25. AB 26. ABCD 27. ABC 28. ABD 29. ABD

项目五

单项选择题

1. A 2. B 3. C 4. D 5. C 6. A 7. B 8. A 9. C 10. D 11. A 12. B 13. C
14. C 15. B

多项选择题

16. ABCD　17. ABCD　18. ABCD　19. ABC　20. ABCD　21. ABCD　22. ABCD

23. ABCD　24. ABCD　25. ABCD　26. ABCD　27. ABCD　28. ABCD　29. ABC

30. ABCD

项目六

单项选择题

1. C　2. A　3. C　4. A　5. B　6. D　7. A　8. D　9. C　10. B　11. A　12. C　13. D

14. A　15. B　16. A

多项选择题

17. ABCD　18. BCD　19. ABC　20. ABCD　21. ABC　22. ACD　23. ABC　24. ABC

项目七

单项选择题

1. B　2. A　3. C　4. B　5. B　6. A　7. B　8. C　9. D　10. B　11. C　12. D　13. A

多项选择题

14. ACD　15. ABD　16. ABC　17. BCD　18. ABC　19. ABC　20. ABD　21. ABD

22. BCD

参考文献

[1] 中国安全生产协会注册安全工程师工作委员会. 安全生产技术基础 [M]. 北京: 中国大百科全书出版社, 2018

[2] 中国安全生产协会注册安全工程师工作委员会. 安全生产法及相关法律知识[M]. 北京: 中国大百科全书出版社, 2018

[3] 中国安全生产协会注册安全工程师工作委员会. 安全生产管理知识 [M]. 北京: 中国大百科全书出版社, 2018

[4] 王俊治. 新职业病防治法职工普及读本 [M]. 北京: 中国法制出版社出版, 2017

[5] 张一帆, 吴瑞. 药品安全生产实务 [M]. 山东: 中国石油大学出版社, 2019

[6] 罗小秋. 职场安全与健康 (第2版) [M]. 北京: 高等教育出版社, 2014

[7] 职业健康监护技术规范 GBZ 188 - 2014

[8] 职业病诊断通则 GBZ/T 265 - 2014

[9] GBZ158 - 2009 工作场所职业病危害警示标识

[10] 职业卫生监管人员现场检查指南 (WS/T 768 - 2014) GB/T27476.5 - 2014

[11] 作业场所职业卫生检查程序 (WS/T 729 - 2014)

[12] 中华人民共和国国家标准 (GB/T 27476 - 2014) 检测实验室安全

[13] 教育部办公厅关于加强高校教学实验室安全工作的通知 教高厅【2017】2号文

[14] 《危险化学品安全管理条例》中华人民共和国国务院令第591号修订版, 2011年

[15] 《易制毒化学品管理条例》2018年9月18日修正版

[16] 《特种设备安全监察条例》(国务院令第549号修订), 中华人民共和国国务院, 2009年

[17] 《中华人民共和国职业病防治法》中华人民共和国主席令第二十四号修订版, 2018年